認知症の人への対応が
よくわかる Q&A ブック

認知症なんでも相談室

三宅 貴夫
（みやけ よしお）

老年科医
公益社団法人認知症の人と家族の会顧問
社団法人京都保健会盛林診療所元所長

日本医療企画

はじめに

✽

　今日の日本では、認知症は誰もが耳にする言葉となりました。
　「歳をとると、誰でももの忘れから認知症になるのではないか」と心配する高齢者が増えています。若くして認知症になった人の話題がとり上げられる機会も増えました。また、すでに家族に認知症の人がいて、介護に明け暮れる人たちも増えています。その多くが認知症の介護は初めてで、さまざまな場面で迷ったり戸惑ったりしている現実があります。一方で、「認知症になりたくない」と予防に努めている人も増えています。このように、認知症に関するさまざまな事柄（予防、治療、介護など）への関心がとても高まっているのです。
　認知症の介護の基本は、1にも2にも病気への正しい理解から始まります。そこから、適切な受診や治療がなされ、予防にもつながります。
　本書は、認知症についての多面的で正しい知識を身につけてもらえるよう、誰にでも（特に介護中の方や、これから介護を始めるかもしれない家族）わかりやすく書いたつもりです。また、どの質問から読み始めても理解できる説明を心がけました。
　なお本文中には、「……かもしれない」「……でしょう」などの曖昧な表現が多く出てきます。これは認知症の人と家族がおかれている状況が実にさまざまで、断定的な表現が難しいからだとご理解ください。

2009年2月

老年科医
公益社団法人認知症の人と家族の会 顧問
社団法人京都保健会 盛林診療所 元所長

三宅　貴夫

目次

はじめに …………………………………………………… 3

第1部 こんな症状に要注意！ 認知症チェックリスト ……… 13

第2部 認知症なんでも相談室 ケース別Q&A集 …………… 17

① 相談・受診・治療

Q1 認知症かどうか、見分ける方法はありますか？ ……… 18
　　　［コラム］認知症とうつ状態の見分け方 …………… 19

Q2 「もしかして、認知症？」と思ったら
　　　まず、どうしたらよいですか？ ………………………… 20
　　　［コラム］認知症の経過 ………………………………… 21

Q3 病院や診療所を選ぶとき、
　　　何をポイントにしたらよいですか？ …………………… 22

Q4 診療科を選ぶとき、何科を受診したらよいですか？ …… 24
　　　［コラム］よい病院を見分けるポイント …………… 25

Q5 受診するときは、本人にどのように
　　　説明すればよいですか？ ………………………………… 26

Q6 受診の前に準備しておいたほうが
　　　よいことはありますか？ ………………………………… 28

Q7 受診時は、どのようなことを聞かれ、
　　　どのような診察を受けるのですか？ …………………… 30

Q8 受診時に行う検査を教えてください。①心理テスト …… 32

Q9 受診時に行う検査を教えてください。②画像検査など … 33

Q10 認知症は、治る病気ですか？ …………………………… 34

Q11 認知症の治療では、どんなことをするのですか？ …… 36
　　　［コラム］認知症治療薬の副作用 …………………… 37
　　　［コラム］認知症に有効な漢方薬と健康食品 ……… 38

　　　　　　［コラム］　認知症とセラピー ･････････････････････････ 40

Q12 薬を飲みたがらないことが多いのですが、
　　　 どうすれば飲んでくれますか？ ･････････････････････････ 42

Q13 認知症で入院する必要はありますか？ ････････････････････ 44

Q14 通院する際に注意することを教えてください。 ･･････････････ 45

Q15 認知症の治療には、
　　　 どのくらいの費用がかかりますか？ ････････････････････ 46

　　　　　　［コラム］　健康保険制度による自己負担額
　　　　　　　　　　　（高額療養費制度) ･･････････････････････ 47

② 家族のかかわり・介護者の気持ち

Q16 認知症と診断されたら、
　　　 家族はどうしたらよいですか？ ･････････････････････････ 48

Q17 家族は、認知症をどう受け止めれば
　　　 よいのでしょう？ ･････････････････････････････････ 50

　　　　　　［コラム］　家族の心理の変化 ･････････････････････ 51

Q18 離れて暮らす一人暮らしの親が認知症に
　　　 なってしまいました。どうしたらよいですか？ ･･････････････ 52

　　　　　　［コラム］　認知症の人に便利な在宅介護サービス ･･･････ 53

Q19 仕事で忙しく、同居している認知症の親の
　　　 世話ができません。どうしたらよいですか？ ･･････････････ 54

　　　　［介護経験者の声］
　　　　　　ショートステイの利用で気持ちに余裕が ･･････････････ 55

　　　　　　［コラム］　家族の気持ち ････････････････････････ 56

Q20 認知症であることを、
　　　 誰に知らせておけばよいですか？ ････････････････････ 58

Q21 孫をやたらに叱るので、孫がおびえています。
　　　 どうしたらよいですか？ ････････････････････････････ 60

目 次

Q22 離れて暮らす親が認知症になってしまいました。
しかし、兄弟が協力的でなく、連絡もしてこないことに
怒りを感じます。どうしたらよいですか？ ············ 61

Q23 何度も何度も同じことを聞かれて、病気だと
わかっていても、イライラしてしまいます。
どうしたらよいですか？ ························· 62

Q24 認知症の姑を介護しています。以前から諍いが多く、
やさしく介護しなければと思うのですが、
うまくいきません。どうしたらよいですか？ ·········· 63

Q25 同じような悩みをもった人たちの
集まりはありますか？ ···························· 64

［コラム］「認知症の人と家族の会」の活動 ············ 66

［コラム］ 語り始めた認知症の人たち ················ 68

③ コミュニケーション

Q26 認知症の人に、してはいけないことはありますか？ ···· 70

Q27 認知症の人と、どのようにコミュニケーションを
とったらよいかわかりません。
どうしたらよいですか？ ························· 72

［介護経験者の声］
子育ての気持ちでコミュニケーション ············· 73

Q28 おかしな言動が目立つので、注意してみていると、いつ
の間にか普通の状態に戻っています。その逆もあります。
なぜですか？ ··································· 74

Q29 おかしなことをしたり言ったりするので、本人に指摘し
たところ、屁理屈のような返答が返ってきます。
どうしたらよいですか？ ························· 75

Q30 時々、家族の顔がわからなくなります。
どのように対応したらよいですか？ ················ 76

Q31 何を言っているのか、聞きとれません。
どうしたらよいですか？ ………………………………… 78

Q32 自分からは話さなくなってしまいました。
どうしたら話すようになりますか？ ………………… 80

　　　［介護経験者の声］
　　　　一番つらいのは、会話がなくなったこと ……………… 81

④ 性格の変化

Q33 認知症になって、人柄が変わってしまいました。
どう対応したらよいですか？ …………………………… 82

　　　［コラム］　認知症を扱った小説・映画 ………………… 83

Q34 悲観的なことばかり言います。
どうしたら明るい話題になりますか？ ………………… 84

Q35 気持ちを明るくさせるには、
どうしたらよいですか？ ………………………………… 86

　　　［介護経験者の声］　母の買ってきた物が、部屋を占領 …… 87

⑤ 日常生活

Q36 大切な財産を、どう守ればよいですか？ ……………… 88

Q37 預金通帳や財布をしまいこんで、すぐに忘れてしまいます。
どうしたらよいですか？ ………………………………… 90

Q38 訪問セールスなどで不要な物を購入してしまいます。
どうしたらよいですか？ ………………………………… 92

Q39 一人で買い物に行っても、おつりの計算ができません。
どうしたらよいですか？ ………………………………… 94

　　　［コラム］　認知症サポーター ………………………… 95

Q40 火の不始末が心配です。どうしたら安心ですか？ …… 96

Q41 最近、家の中で何度も転倒するようになりました。
どうしたら転倒を防止することができますか？ ……… 98

目次

Q42 鍵をかけずに外出してしまうので、空き巣に入られないか心配です。どうしたら防げますか？ ……………………… 99

Q43 電話や来客の伝言を、家族に伝えられません。どうしたらよいですか？ …………………………………… 100

Q44 他人の家の物や拾ってきた物を、家に持って帰ってきてしまいます。どうしたらやめさせられますか？ ……… 101

Q45 時計は読めても、予定の時間になったことがわかりません。どうしたらよいですか？ ……………………… 102

Q46 昼間なのに、すぐ雨戸を閉めてしまいます。どうしたらよいですか？ ……………………………………… 104

Q47 危険だから車の運転をやめるように言っても聞きません。どうしたらよいですか？ ……………………… 105

Q48 旅行に行きたいと思っていますが、可能ですか？ …… 106

⑥ 衣服・着替え

Q49 毎日、同じ服しか着ません。どうしたらほかの服も着てくれますか？ …………… 108

Q50 一人で着替えができなくなってしまいました。どう対応したらよいですか？ ……………………… 109

⑦ 食事

Q51 おいしく上手に食べてもらうには、どうしたらよいですか？ ……………………………… 110

Q52 偏った物しか食べてくれません。どうしたら何でも食べてくれますか？ ………………… 112

　　　　[コラム] 食べ物でない物を食べてしまったら？ ……… 113

Q53 食事をしたことを忘れてしまいます。どうしたら覚えていてもらえますか？ ………………… 114

Q54 食事をしてくれません。
どうしたら食べてくれますか？ ･･････････････････････ 116

Q55 食事中にむせたり、のどに詰まらせることがあります。
どうしたら防止できますか？ ････････････････････････ 118
　　　　[コラム] とろみ調整剤の活用 ･･････････････････ 119

⑧ 徘徊

Q56 目的もないのに出歩きます。
どうしたらよいですか？ ････････････････････････････ 120

Q57 夜、パジャマのまま外に出ようとします。
どうしたら防げますか？ ････････････････････････････ 122
　　　　[介護経験者の声]
　　　　事前準備と近隣の協力で、徘徊に対応 ････････････ 123

⑨ 睡眠

Q58 夜、眠らない日が続きます。
どうしたらよいですか？ ････････････････････････････ 124
　　　　[介護経験者の声] 夜、眠れない理由を考えてみる ･･････ 125

Q59 寝具や寝衣はどのようなものがよいですか？ ･･････････ 126

⑩ 入浴

Q60 一人ではうまく入浴できません。
どうしたらよいですか？ ････････････････････････････ 128

Q61 入浴を嫌がります。どうしたら入ってくれますか？ ････ 130

⑪ 排泄

Q62 トイレをうまく使えません。どうしたらよいですか？ ･･ 132

Q63 失禁をみつけたときは、どうしたらよいですか？ ･････ 134
　　　　[介護経験者の声] プライドを傷つけない対応が大切 ･･･ 135

目次

Q64 オムツを使いたいのですが、
どのような物を選んだらよいですか? ………………… 136

[コラム] 認知症の人の人権を守る取り組み ………… 138

⑫ 問題とされる行動

Q65 汚れた下着を隠してしまいます。
どうしたらよいですか? ……………………………… 140

[介護経験者の声]
失敗を叱るより、できたことをほめる ……………… 141

Q66 紙や布を裂いたり、物を壊したりします。
どうしたら、やらなくなりますか? ………………… 142

Q67 突然、興奮して騒ぎ出し、大声で叫んだりします。
どうしたらよいですか? ……………………………… 144

[介護経験者の声] 騒ぎや妄想の症状が薬で改善 ……… 145

Q68 嫁の胸やお尻をさわったり、入浴しているのを
のぞいたりします。どうしたらよいですか? ……… 146

[コラム] 認知症の人の終末期ケア ………………… 148

第3部 認知症を理解しよう ……………………… 151

認知症とは──「もの忘れ」と「ぼけ」の違い ………… 152
なぜ、認知症になるのか …………………………… 153
認知症の原因となる病気 …………………………… 154
初期認知症と軽度認知症の違い …………………… 158
認知症になると──認知症の人の心理 …………… 159
認知症介護の基本 …………………………………… 162
若年期認知症 ………………………………………… 166
認知症の予防──認知症になりやすい状態、なりにくい状態 … 167
認知症にならないための10か条 …………………… 169

付録　参考資料
1　全国もの忘れ外来 電話番号一覧 ……………………………… 172
2　「認知症の人と家族の会」支部一覧 …………………………… 182
3　認知症 関連サイト ……………………………………………… 188
4　認知症 電話相談先 ……………………………………………… 190

装丁・本文デザイン：櫻井 ミチ
イラスト：秋野 純子
DTP：有限会社 エイド出版

第 1 部

こんな症状に要注意!
認知症チェックリスト

あなたの大切な人（家族）のもの忘れが気になったり
認知症かもしれないと心配になっても
病院へ行くには、ちょっとためらいがあるかもしれません。
そんなとき、誰にでも簡単に試せる
チェックリストをご紹介します。
認知症を疑ったら、まずは、試してみましょう。

認知症はある段階まで進むと、言動から、その人が認知症であると判断することは難しくありません。しかし、進行性認知症であるアルツハイマー病の初期や、脳血管障害による軽度の認知症の場合は、もの忘れが目立っても年齢のせいだろうと思い、認知症を発症していることに家族ですら気づくことが難しいのです。

　早い段階で、認知症かもしれない、あるいは認知症の原因として最も多いアルツハイマー病かもしれないと疑うことで、早期の受診（診断）が可能になります。早期受診は、正常圧水頭症（せいじょうあつすいとうしょう）（157ページ参照）のように治る認知症であれば治療につながります。脳血管性認知症のように治らない認知症であっても適切な治療や介護を早い段階から始めることで、症状の進行を遅らせたり、その人らしい生活を長く続けることにつながるのです。

　初期あるいは軽度の認知症の診断は容易ではありませんが、本人や家族が判定できる簡単なチェックリストが開発されています。ここで紹介する2つのチェックリストは科学的裏づけがあるもので、どちらを使ってもかまいません。該当する症状が2つ以上認められた場合は認知症が疑われますので、早期に受診することをお勧めします。しかし、あくまでも疑いであって、これだけで認知症と判定するものではありません。

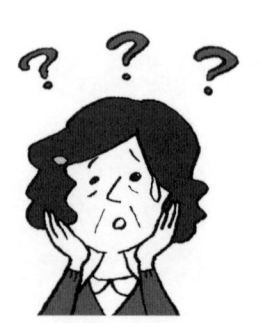

　ところで、認知症に似た症状をもつ状態や病気として、生理的な記憶障害（多くの高齢者が経験するもの忘れ）、軽度認知障害[*1]（生理的なもの忘れと認知症の中間的な状態）があります。また精神的な病気として、うつ状態[*2]、せん妄、妄想症、幻覚妄想状態などがあります。いずれにしても「おかしいな」と感じたら、できるだけ早く医療機関を受診することをお勧めします。

---

*1：英語では Mild Cognitive Impairment。MCI と略されます。
*2：高齢者では、うつ状態が認知症のようにみえることがあります。

チェックリスト ❶

認知症を疑う10の症状

(アメリカ・アルツハイマー病協会／2000年)

- ☐ ① **仕事に影響するもの忘れがある。**
  例：家庭や職場でもの忘れが頻繁に起こり、日常生活や仕事に支障が生じている。
- ☐ ② **慣れた仕事ができにくくなる。**
  例：以前は簡単にできていた買い物、調理、配膳、後片づけなどができにくくなる。
- ☐ ③ **言葉の問題がある。**
  例：簡単な単語を忘れたり、ふさわしくない言葉を言ったりする。
- ☐ ④ **時間や場所がわかりにくくなる。**
  例：自宅の近くで道に迷ったり、どこにいるのかわからなくなる。家に帰れないことがある。
- ☐ ⑤ **判断力が低下する。**
  例：前後逆に着るなど服の着方を間違える。寒い日に薄着をしたり、暑い日に厚着をしたりする。
- ☐ ⑥ **抽象的な思考が苦手になる。**
  例：通帳の数字の意味がわからなかったり、簡単な計算ができにくくなる。
- ☐ ⑦ **置き場所を間違える。**
  例：財布を冷蔵庫などにしまううえ、みつけることが難しい。
- ☐ ⑧ **気分や行動が変化する。**
  例：訳もなく気分が変化して、急に怒りっぽくなることが増える。
- ☐ ⑨ **性格が変わる。**
  例：もともと大ざっぱな性格の人が、疑い深くなったり、些細なことを怖がったりする。
- ☐ ⑩ **自発性がなくなる。**
  例：楽しみにしていたことに興味を失い、関心を示さなくなる。

チェックリスト ❷

認知症セルフチェック表

質問項目	はい	いいえ
① もの忘れがありますか？	1	0
② あるとしたら、もの忘れは2、3年前より悪くなっていますか？	1	0
③ 同じ日に、同じ質問や話を繰り返しますか？	2	0
④ 約束を忘れたり、家族が代わって約束しなければなりませんか？	1	0
⑤ 月に1回以上、間違った場所に物を置きますか？ あるいは置き場所を間違えて見つけられなくなりますか？	1	0
⑥ 物が見つからないと、誰かが動かした、隠した、あるいは盗んだと疑いますか？	1	0
⑦ 年月日や時刻がわからなくなりますか？ あるいは1日1回以上、日付を新聞やカレンダーで確かめますか？	2	0
⑧ 慣れない場所でどこにいるかわからなくなりますか？	1	0
⑨ 屋外で移動するときに道を迷いますか？	1	0
⑩ 身体的な原因ではなく、お金を扱うことが難しいですか？	1	0
⑪ 身体的な原因ではなく、請求の支払いや金銭管理が難しいですか？ あるいは能力的に心配なため家族が代わって行いますか？	2	0
⑫ 薬をのんだことを覚えたり、あるいは薬をのんだかどうか確かめるのが難しいですか？	1	0
⑬ 車の運転が難しいですか？ あるいは運転が危ないと家族が思いますか？ あるいは身体的な障害とは別な理由で自分から運転を止めましたか？	1	0
⑭ 電化製品などを扱うのが難しいですか？	1	0
⑮ 身体的な原因ではなく、自宅の修理や家事が難しいですか？	1	0
⑯ 身体的な原因ではなく、趣味を止めたり、減らしましたか？	1	0
⑰ 慣れた環境で道に迷うことがありますか？	2	0
⑱ 方向感覚が低下していますか？	1	0
⑲ 言葉や名前が出にくいですか？	1	0
⑳ 家族や友人の名前がわからなくなりますか？	2	0
㉑ 親しい人たちの顔がわからなくなりますか？	2	0
合計		

0点～4点：問題なし
5点～14点：軽度認知障害の疑い
15点以上：アルツハイマー病発病の疑い

(Malek-Ahmadi et al.: Informant-reported cognitive symptoms that predict amnestic mild cognitive impairment. BMC Geriatrics 2012 12:3、著者訳)

第 2 部

認知症なんでも相談室
ケース別Q＆A集

大切な人（家族）が認知症かもしれないと疑ったときや
医師から「認知症」と診断されたときから
家族の介護は始まります。
認知症の人の介護は予想外の出来事の連続で
多くの戸惑いや不安が生じます。
老年科医として、認知症の人やその家族と
向き合い続けてきたDr. ミヤケが
日常生活のなかでのさまざまな疑問や悩みに
1つ1つ、ていねいに答えていきます。
実際に介護を経験した家族の声もご紹介します。

Q&A ❶ 相談・受診・治療

Q1 認知症かどうか、見分ける方法はありますか？

A もの忘れの程度で判断してみましょう。仕事や生活に影響があるようなひどいもの忘れは、認知症の疑いがあります。

　もの忘れが多くなったことで、認知症の始まりではないかと心配する人は少なくありません。高齢者に多いのですが、最近は若年期認知症が話題になり、40代50代でも心配する人が増えています。

　ものを覚えることは、人が生まれたときからもっている最も大切で基本的なこころの働き（精神機能）です。人は成長とともに記憶力を高めます。この記憶力のうち、新しいことを覚える力（記銘力）が発達しピークを迎えるのは20代で、その後は低下します。したがって、50代60代になると、新しい情報を覚えにくくなるのは当然の変化です。

　新しいことを覚えるだけが記憶力ではありません。覚えたことをもち続ける力（保持力）、覚えたことを思い出す力（想起力）、イメージとして覚える力（映像記憶力、例：名前は忘れても顔は覚えている）、作業を身につける力（作業記憶力、例：料理や仕事など一連の作業を流れとして覚えている）なども記憶力です。これらの記憶力は、歳をとっても低下しにくいといわれています。

　認知症の基本的な症状はもの忘れ（記憶障害）ですが、「もの忘れをするから認知症である」というわけではありません。健康な人のもの忘れと認知症の人のもの忘れの大きな違いは「もの忘れによって生活に影響が出ているかどうか」ということです。いくらもの忘れが心配でも、そのために日々の生活に大きな影響がなければ、認知症と考えなくてよいでしょう。

　しかし、もの忘れのために仕事や家庭生活に大きな影響が出ている場合は、認知症かもしれません。たとえば、仕事上の大切な約束をすっか

り忘れたり、ある物を買いにスーパーへ行ったのに買う予定の物を買わず、買わなくてよい物を大量に買ってしまう、ということがたびたび起こるようなら、認知症を疑う必要があります。

第1部（14～16ページ参照）で紹介したチェックリストも参考になるでしょう。

不安があるようなら、早めに医療機関を受診して、相談してみてください。

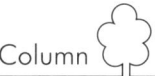

認知症とうつ状態の見分け方

「うつ状態」とは、高齢者にも日常的に起こるこころの病気です。「うつ」「うつ病」などとも呼ばれますが、ここでは、気分的に落ち込み、生きていることを虚しく思い、言動が緩慢になり、食欲が低下し身体的に不調を訴え、不眠になることが多いこころの状態を「うつ状態」とします。

認知症もうつ状態も、注意が散漫になり、もの忘れ（記憶障害）が多くなったり、気分的に落ち込み、悲観的になったりします。しかし、両者には大きな違いがあります。

認知症の人は、日常の大切な事柄を覚えられず、忘れてしまうことが多くなり、これまでできていた簡単なことができなくなったりします。

一方、うつ状態の人は、自分の年齢や今日の日付、家族の名前など、日常の大切な事柄は覚えています。

実際には、うつ状態がアルツハイマー病を招いたり、アルツハイマー病にうつ状態が合わさっていることもありますが、記憶障害と気分の変化の移り変わりを知ることで、区別することは可能です。

 Q&A ❶ 相談・受診・治療

 Q2 「もしかして、認知症？」と思ったらまず、どうしたらよいですか？

A 普段、診察を受けている「かかりつけ医」*1がいれば、その医師に相談してみましょう。保健所などの電話相談もあります。

　高血圧や糖尿病などで普段、定期的に受診している病院や診療所があれば、その医師（かかりつけ医）に相談してみるとよいでしょう。たいていのかかりつけ医は、認知症かどうか、おおよその判断をしてくれるはずです。そして疑わしいと判断すれば、より専門的な病院や診療所を紹介してくれるでしょう*2。かかりつけ医からの紹介の場合、もの忘れに関係する可能性がある医療情報（治療中の病気や、服用している薬など）を、紹介先の医療機関に提供してもらえるという大きなメリットがあります。

　かかりつけ医がいない場合や、病院に行くのは気がひける場合は、地域の保健所や保健センターで相談にのってくれるところがありますので、電話で問い合わせてみましょう。保健所や保健センターでは、保健師が相談に応じたうえで、症状に適した医療機関を紹介してくれます。

　ほかにも、公益社団法人認知症の人と家族の会の「認知症の電話相談」、財団法人認知症予防財団の「認知症110番」、社会福祉法人浴風会の「介護支え合い電話相談」などが、電話で相談を受けつけています。詳しくは、190ページの「認知症 電話相談先」をご覧ください。これらの電話相談では、研修を受けた相談員が症状や状態からおおよその判断をします。はっきりしない場合は、専門に診察してくれる地域の医療機関を紹介してくれるでしょう。

＊1：2000（平成12）年の「介護保険法」制定後の新たな呼称で、要介護認定申請に必要な「主治医意見書」を書く医師をさしますが、現在は「家庭医」と同じ意味で使われます。
＊2：「もの忘れ外来」と標榜しているところも多く、認知症を専門に診る外来です（22ページ参照）。神経内科医、精神科医などが診察を担当します。

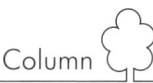

認知症の経過

　認知症の経過は、認知症の原因となる病気によってさまざまです。症状が進行するものが多いのですが、進行しない認知症、よくなる認知症、治る認知症もあります。

　ここでは、認知症の原因として最も多いアルツハイマー病が、どのような経過をたどるのかを説明します。なお、アルツハイマー病といっても、若年期のように比較的早く進むケースもあり、一様に同じ経過をたどるわけではありません。

●アルツハイマー病の経過

初期または前期

もの忘れ（記憶障害）が最も目立ちます。言ったこと、したことを忘れることが多くなります。記憶障害にとどまらず、総合的な判断をしたり、旅行の計画を立てたり、会議の準備を行うことができにくくなります。

中　期

記憶障害だけでなく認知障害が進み、日常生活で混乱が多くなります。服を一人で着られなくなる、失禁が多くなる、外出して家に帰れなくなるなど、生活面での困難さが目立つようになります。

末期または後期

認知障害という精神面の困難さにとどまらず、身体の動きが悪くなる、歩きにくくなる、座ったり横になっていることが多くなるなど、神経面での困難さが目立ってきます。アルツハイマー病の最期は、寝たきり状態になり、口に入れた物をなかなか飲み込めなくなり、やせてきます。このような状態になったアルツハイマー病の人の命と生活をどのように支えたらよいか、家族は困惑することが多くなります。

Q&A ❶ 相談・受診・治療

Q3 病院や診療所を選ぶとき、何をポイントにしたらよいですか？

A 「もの忘れ外来」を標榜している病院や診療所を選ぶとよいでしょう。

病院や診療所を選ぶポイントを一言で説明するのは簡単ではありません。ただし、病院の知名度（有名総合病院、大学病院など）を基準にするのはやめましょう。認知症に詳しく、受診する人のことをよく理解してくれる医師が、有名な病院にばかりいるとは限らないからです。また、大学病院ならどこでも認知症に詳しいというわけではありません。大学病院でも、得意とする分野（診療科）はまちまちです。詳しい検査はしてくれると思いますが、もの忘れを心配して受診する人の気持ちを汲みながら検査を進め、症状について適切に説明するとは限りません。

認知症について診察する病院や診療所を選ぶ基準として、最もお勧めするポイントは、「もの忘れ外来」を標榜しているところです。

もの忘れ外来は、認知症の早期診断（認知症ではないことの判断も含む）、早期治療を行う専門外来[*1]です。特に神経内科、老年科、精神科、脳神経外科（24ページ参照）で、もの忘れ外来を標榜するところが増えています。大学病院、総合病院、精神科病院、神経内科や精神科の診療所などで標榜しているところもありますので、病院のホームページやパンフレットなどで確認してみてください。本書にも「全国もの忘れ外来電話番号一覧」（172〜181ページ参照）を掲載しています。

病院や診療所を選ぶ際、実際にそこを受診したことがある人がいれば、受診の仕方をはじめ、医師・スタッフの対応、病院の雰囲気などを具体的に聞いてみましょう。最も大切なのは、医師の能力、資質、人柄ですが、それらは実際に診察を受けた人からしか得られない、大切な情報です。

また日本認知症学会では、2008（平成20）年4月から「認知症専門医

制度」を始めました。これは、認知症治療について一定水準の経験や技術をもつ医師を認知症専門医として認定するもので、認知症の早期診断や治療によって、患者の人数を減らすことを目的としています。ほかにも、日本老年精神医学会の認定専門医、日本神経学会が認定する神経内科専門医がおり、それぞれの専門医は各学会のホームページ[*2]で調べることができます。専門医を探す際の参考にしてください。

*1：医療法上、内科や外科のように標榜が認められている診療科目ではなく、乳腺外来、甲状腺外来などと同じく、病院や診療所が独自に標榜しています。
*2：日本認知症学会　http://dementia.umin.jp/
　　日本老年精神医学会　http://www.rounen.org/
　　日本神経学会　http://www.neurology-jp.org/

❖ **認知症専門医制度（日本認知症学会）**
2008（平成20）年4月スタート。開始から2年間は移行期間とし、認知症治療について一定水準の経験や技術をもつことが認定要件となります。2011（平成23）年から本試験を実施。

❖ **認定専門医制度（日本老年精神医学会）**
高齢者医療の向上および保健・福祉への貢献を目的として、老年精神医学についての優れた学識、高度な技能、倫理観を備えた臨床医を認定する制度。「高齢者のこころと病と認知症の専門医」として位置づけられています。

❖ **神経内科専門医制度（日本神経学会）**
神経内科に関する十分な知識と臨床経験を有した医師を、神経内科専門医として認定する制度。現在、認定されている神経内科専門医は全国に約3,000名。

Q&A ❶ 相談・受診・治療

Q4 診療科を選ぶとき、何科を受診したらよいですか？

A ずばり「神経内科」がよいでしょう。

　病院や診療所によって多少異なりますが、神経内科、老年科、精神科、脳神経外科などで、もの忘れや認知症の診察をしています。このなかから、あえてお勧めの診療科を選ぶとしたら、神経内科がよいと思います。
　それぞれの診療科の特徴は、以下のとおりです。

● **神経内科**
　脳から手足までの神経や筋肉を診る専門の内科です。本来は神経を診るのを専門とし、うつ状態や神経症の専門ではありませんが、脳の病気であるアルツハイマー病などの認知症に詳しい神経内科医も少なくありません。神経内科をお勧めする理由は、多くの病院にあり、アルツハイマー病や脳血管障害の診察を日常的に行っていることと、認知症の原因となる多種の病気（レビー小体病、ピック病など）についても診察しているからです。認知症の人のこころについて、診る医師もいます。

● **老年科**
　高齢者の特徴を踏まえて専門的な診察を行う科で、「老年内科」ともいいます。認知症は高齢者に多い病気なので、認知症に詳しい老年科医は多くいます。さらに、高齢者の脳の病気だけでなく、高血圧症や糖尿病など内科的な病気も一緒に診てくれます。ただし社会的認知度はまだ低く、設置は大学病院に偏っています。

● **精神科**
　昔からある診療科で、「神経科」とも「精神神経科」とも呼ばれています。統合失調症、神経症、うつ病など、こころの病気の専門科です。脳の病気である認知症に詳しい精神科医もいます。認知症では認知障害のほか

に幻覚、妄想、性格変化などが同時に出現することが多く、精神科的な診療も必要です。精神科は、以前は精神科病院や総合病院にしかなかったのですが、近年、街中に精神科を標榜（ひょうぼう）する診療所も増えており、受診しやすくなっています。

● 脳神経外科

脳腫瘍（のうしゅよう）、外傷などによる脳の病気を診て、外科的な治療を行う専門科ですが、認知症を診る脳神経外科医もいます。認知症の原因となる病気のうち、正常圧水頭症（せいじょうあつすいとうしょう）、慢性硬膜下血腫（まんせいこうまくかけっしゅ）（157ページ参照）などは、脳神経外科で担当することがあります。

Column　よい病院を見分けるポイント

　認知症の人や家族にとって、よい病院を見分けることは簡単ではありませんが、以下の点が参考になります。

　これらすべての条件を満たす病院は少ないかもしれませんが、通院に便利で、できるだけ受診しやすい病院を選びましょう。

- *Point1*　電話で問い合わせた際、対応が親身で、認知症の人や家族へのおもいやりが伝わってくる病院。
- *Point2*　予約ができて、待ち時間が少ない病院。
- *Point3*　医師の診察がていねいで、検査についてもよく説明してくれる病院。
- *Point4*　医師が、認知症の人の話も、家族の話もよく聞いてくれる病院。
- *Point5*　認知症の人の前で、家族から本人のできないことを、あれこれ聞かない病院。
- *Point6*　検査結果や治療方針を、わかりやすく説明してくれる病院。
- *Point7*　医師や看護師など医療職が、認知症の人や家族に対して、さまざまな配慮をしてくれる病院。

 **Q&A** ① 相談・受診・治療

Q5 受診するときは、本人にどのように説明すればよいですか？

A 「もの忘れが心配」と言って自分から受診する人もいますが、認知症であることを認めたくなくて受診を拒む人もいます。まずは家族だけで受診し、医師と相談してみるのもよいでしょう。

認知症はテレビ、新聞、映画などでとり上げられ、多くの人に知られる病気になりました。もの忘れが気になり、アルツハイマー病の初期ではないかと、自分から進んで受診する人が増えています。しかし一方で、自分でももの忘れがひどくなったことを心配しながら、受診をためらう人も多くいます。明らかに認知症であるにもかかわらず、「何でもない」とかたくなに受診を拒むケースもあります。これは認知症、あるいはアルツハイマー病と診断されることへの恐れや、家族など周囲の人に自分の病気を知られたくないとの思いからの言動でしょう。

本人に受診を勧める際は、何よりもこの気持ちへの配慮が必要です。「お母さんは、近ごろもの忘れがひどくて認知症かもしれないので、お医者さんに診てもらってください」などと言うと、本人を傷つけることになり、受診を拒むのも当然かもしれません。

できれば「お母さんのもの忘れが少し心配です。たいしたことはないと思いますが、一度診てもらってはいかがでしょうか？」などと、やわらかい言い方で受診を勧めてみましょう。

受診してもよいとの返事があれば、もの忘れ外来を標榜(ひょうぼう)している病院や診療所を探し、まずは電話で受診の方法などを聞きます。予約の必要があるかもしれません。

予定が決まったら必ず、受診することや受診日時を本人に伝えます。みえるところに予定を書いて張ったり、本人の手帳などにメモしてもら

うのもよいでしょう。本人に内緒で事を進めるのは、よくありません。

受診当日は本人に受診に行くことを改めて告げ、時間の余裕をもって出かけましょう。認知症を疑われる人が、途中で「行かない」と言ったり、受診することを忘れて「どこに行くの？」と言い出したりすることがあるからです。

病院や診療所に着いても、同じことが起きる可能性があります。そんなときも、決して強引に説得したり、診察を無理強いしたりしないでください。病院に到着している場合は外来担当の看護師に相談しましょう。診察室に入っているなら、医師に任せましょう。

いくら説得しても拒む場合は、家族だけで受診し、本人の症状を伝え、受診が必要か、どのようにして連れてきたらよいかなど、医師に具体的に相談するようにしてください。

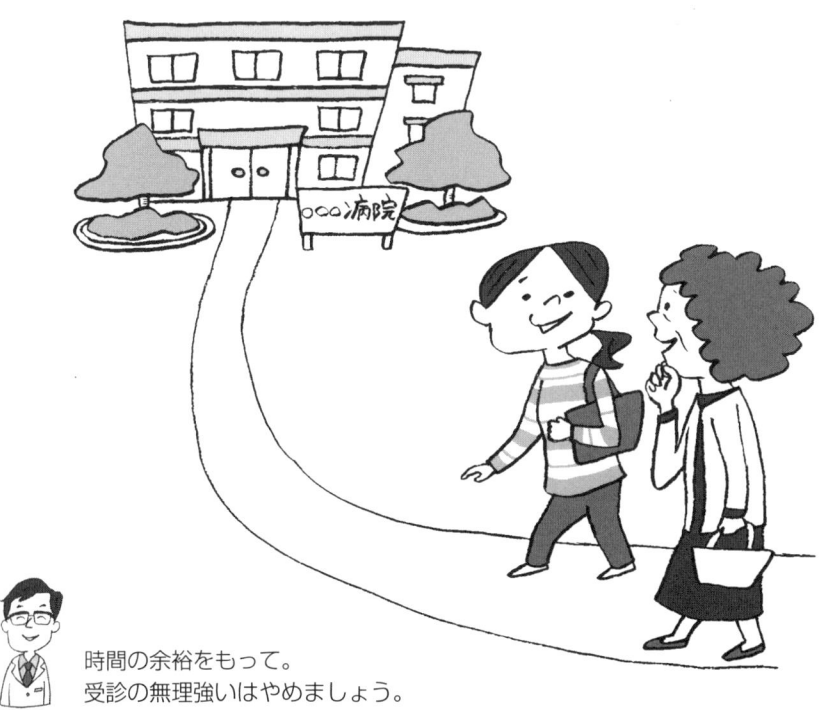

時間の余裕をもって。
受診の無理強いはやめましょう。

Q&A ❶ 相談・受診・治療

Q6 受診の前に準備しておいたほうがよいことはありますか？

A これまでの本人の状態の変化、生活状況などをメモしておきましょう。現在治療を受けている病気についても情報が必要です。服用している薬があれば、その説明書も用意しましょう。

　認知症の診断で最も大切なことは、もの忘れや認知機能[*1]の障害がどのように起こり、現在どのような状態であるかを知ることです。いくら認知症の専門医でも、診察室で短時間にすべてを知ることはできません。初対面の医師が、本人からさまざまな情報を聞きとるのはとても難しいことです。そのため、同居している家族が情報をメモにまとめておくと、診察にとても役立ちます。メモは時系列に沿って、次のようにまとめるとよいでしょう。

1　これまでの経過

▷もの忘れはいつから、どのように始まったのか？　突然始まったのか？

▷もの忘れについては、本人から話し始めたのか？　家族が最初におかしいと気づいたのか？

▷もの忘れがどのように進んできたのか？　あるいは進んではいないのか？

2　現在の状態

▷毎日の生活や仕事はほぼ自分でできているか？　見守りが必要か？　もっと支えが必要か？

▷トイレは自分ですませているか？　下着を汚すことが多いか？　お漏らしが多いか？

▷買い物に一人で行けるか？　必要のない物を買うことが多いか？　お金はきちんと払えるか？

▷遠くに外出しても家に帰れるか？　近くで道に迷うことはないか？
▷通帳や年金の管理ができるか？　お金に強い執着をもっていないか？
▷気持ちが落ち込むようなことはないか？

3　既往歴
▷これまでにどのような病気をしたか（手術を含む）？
▷頭のけがをしたことはないか？
▷現在、治療を受けている病気はあるか（高血圧症、糖尿病、高脂血症、心臓疾患など）？
▷病状と服用している薬について。　など

　些細なことでも、病気の大切な徴候だったりするので、日ごろの状態や気になる点を細かくメモしてあると診断に役立ちます。

　服用している薬については、保険薬局などで渡される「薬一覧表」や「お薬手帳」[*2]を持って行くとよいでしょう。現物を持って行ってもかまいません。

---

*1：認知機能とは、目や耳などから入ってくる情報を記憶、推理、学習などの機能を通すことで、対象を認知したり状況を判断することができる、人の精神機能の重要な一部です。認知症ではこの認知機能が障害されます。

*2：服用したり、使った薬の名前や量、副作用などを個人ごとに継続的に1冊にまとめて記録するもので、保険薬局なら、どこでも発行してくれます。

● 初診時のメモ例

- 昨年10月、温泉に一緒に行ったとき、ホテルの部屋に帰れなくなった。
- そのころから、もの忘れが目立つようになり、「朝ごはん、食べたかな？」と言うことが多くなった。
- 症状が、少しずつ進んでいる様子。
- 現在、高血圧の薬を朝食後に飲んでいる。
- 夜中に3回くらいトイレに起きる。

Q&A ❶ 相談・受診・治療

Q7 受診時は、どのようなことを聞かれ、どのような診察を受けるのですか？

A 「今、困っていることはありませんか？」「自分で、もの忘れがあると思いますか？」などと聞かれるでしょう。そのうえで、血圧測定など一般的な診察を行った後、問診を中心にした認知機能の診察に移ります。

診察する医師によって異なりますが、「どうして受診したのですか？」「今、心配なことや困っていることはありませんか？」「これまでどのようなことがありましたか？」「自分で、もの忘れがあると思いますか？」などと聞かれるでしょう。

初めての診察は、本人にとっても家族にとっても、緊張するものです。筆者は、緊張を和らげるために「お身体の具合はいかがですか？」と話しかけることから始めます。最初から「もの忘れはどうですか？」などとは聞きません。その後も、血圧を測ったり、心音や呼吸音を聞いたり、脳と身体機能に関する診察[*1]を行うなど、身体状態を中心に診ていきます。

その後、認知機能の診察に移ります。まず本人や家族から、これまでの生活、現在の生活、もの忘れに関係する症状がどのように現れ、どのように生活や仕事に影響しているかを聞きます。このとき、Q6（28ページ参照）で説明したメモを活用してください。

さらに認知症の中心症状であるもの忘れ（記憶障害）についての診察を行います。筆者は、まず本人に、「おいくつですか？」と聞きます。これは、もの忘れの程度を知る最も簡単な質問で、カルテに記載されている年齢とまったく違う年齢を答えたり、年齢が言えない場合は、認知症の疑いが濃厚です[*2]。本人を緊張させずに認知症の判定の参考にできるので、最も簡単なテストと考えられています。もちろん、これだけで認知症の診断をするわけではありません。

年齢が言えない場合は、不安にさせないように、速やかに生年月日を聞きます。認知症の人は、年齢は言えなくても生年月日は覚えていることが多いのです。

　診察には、本人だけの場合、家族だけの場合、本人と家族が一緒の場合があります。本人と家族が一緒に診察を受けるときは、付き添いの家族が、本人への質問に先に答えないように注意してください。

＊1：ゴム製ハンマーで膝を叩いて足の反応を診たり、片足で立てるか、言葉を正しく発音しているかなどをチェックします。これは、脳血管性認知症の診断に欠かせません。
＊2：認知症の人は、新しい大切なことが覚えられなくなります。年齢は唯一、誰にでも当てはまる新しくて大切な記憶です。一方、生年月日は古くて大切な記憶で、認知症の人でも保持されることが多いものです。

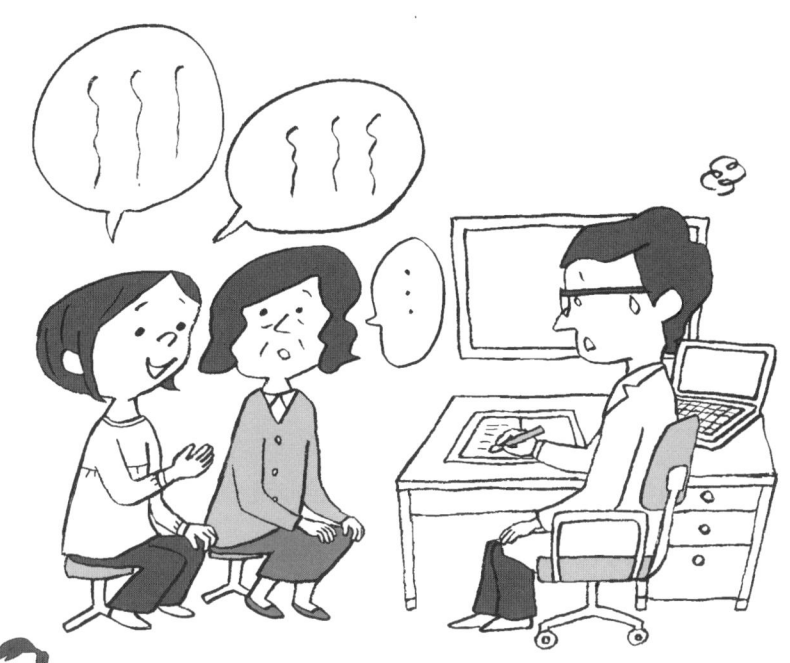

家族が先に質問に答えないように注意！

Q&A ❶ 相談・受診・治療

 受診時に行う検査を教えてください。
──① 心理テスト

 身体面の検査と心理面の検査があります。まず認知機能を診る心理テストが行われます。

認知症の診断は総合的な診察や検査によって行われるもので、最初の診察ですべての検査をするわけではありません。検査として最初に行うのは、認知機能（28ページ参照）を調べる心理テストです。

日本で最も一般的な、記憶などの認知機能を調べるテストには、「改訂長谷川式簡易知能評価スケール（略称：HDS-R）」と「ミニメンタルステート検査（略称：MMSE）」があります。前者は日本の長谷川和夫医師が、後者はアメリカの医師が開発したもので、いずれも簡単に認知機能を調べられ、認知症の判定の助けとなります。

● 改訂長谷川式簡易知能評価スケール

「今日は何年の何月何日ですか？ 何曜日ですか？」「私たちが今いるところはどこですか？」「100から7を順番に引いてください」など、9項目からなるテストで、全問正解で30点です。落ち着ける部屋で、医師や看護師、臨床心理士などが行います。事前に検査の目的と内容を説明したうえで、「失礼なことを聞くかもしれませんが、答えてください」と伝え、回答をせかさないように注意しながら実施します。20点未満で認知症が疑われます。

● ミニメンタルステート検査

11項目からなるテストで、文章を書いたり図を描く項目も含まれます。30点満点で、20点未満だと認知機能が低下していると判定されます。

＊

いずれの検査も、あくまで認知症の診断を補うものとして実施されます。1回のテストで20点未満だったからといって、ただちに認知症と判定されるものではありません。

Q9 受診時に行う検査を教えてください。
── ② 画像検査など

A 心理テストの次に行うのは、脳の形や働きを調べる脳の画像検査です。一般に CT[*1] や MRI[*2] が使われます。

●**CT**：多くの病院で最初に行う簡便な検査で、数分で終わります。脳の構造、特に脳の萎縮、脳梗塞、脳腫瘍、慢性硬膜下血腫（157ページ参照）などを簡単に判定できます。細かい変化をみることは難しいので、早期のアルツハイマー病などの発見には不向きですが、認知症の検査としては不可欠です。

●**MRI**：検査時は大きな音がしますが、10数分ですみ、身体的負担が少ないのが特徴です。CT より詳しく脳の変化を診ることができ、細かい脳梗塞、早期のアルツハイマー病での海馬[*3]の萎縮などの判定が可能です。アルツハイマー病や脳血管性認知症に重要な検査です。

● **そのほかの画像検査**：脳の代謝や血流を診る単一光子放射断層撮影（略称：SPECT）や ポジトロン断層法（略称：PET）がありますが、まだ一般的ではなく、設備が整った病院に限られています。

以上の画像検査のほかに、認知症の原因や悪化要因となる貧血、甲状腺機能低下症、ビタミン欠乏症、肝機能障害、腎機能障害などがないか、血液検査が行われます。

認知症の診断は、症状の経過、現在の認知機能、脳の画像検査、血液検査などから総合的に行われます。単に認知症と診断するだけでなく、その原因となる病気まで正確に診断する必要があります。早期あるいは軽度の認知症の場合、1回の診察や検査では判断できないことが多く、数週間から数か月間、経過をみたうえで診断することが多いです。

＊1：コンピュータ断層撮影法（英語：Computed Tomography）の略称。
＊2：磁気共鳴イメージング（英語：Magnetic Resonance Imaging）の略称。
＊3：脳の側頭葉の内部にある新しい記憶を溜める部分で、海馬（タツノオトシゴ）の形に似ていることからこの名がつけられています。

Q&A ① 相談・受診・治療

Q10 認知症は、治る病気ですか？

A 認知症はその原因となる病気によって、治るもの、治らないもの、症状がよくなるもの、悪くなってしまうものがあります。

　認知症とは状態を表す名称で、その原因となる病気はいろいろありますが、アルツハイマー病と脳血管障害が、原因の90％を占めています。

● **アルツハイマー病**

　日本人の認知症の原因として最も多い病気です。複合的な原因で脳の神経細胞の働きが衰え、死滅し、脳が萎縮してしまう進行性の病気です（154〜155ページ参照）。アルツハイマー病による認知症を「アルツハイマー型認知症」と呼びます。現在、日本で使える治療薬には「ドネペジル（商品名：アリセプト®）」などがあります。しかし残念ながら、病気を治す薬ではなく、一時的に症状の進行を抑えるにとどまっています（36ページ参照）。

● **脳血管障害**

　脳卒中ともいい、脳の血管が詰まる「脳梗塞」、破れる「脳出血」、脳の動脈壁の先天的に弱い部分にできる袋（動脈瘤）が破れる「くも膜下出血」の総称です。脳血管障害による認知症を「脳血管性認知症」あるいは「血管性認知症」と呼びます。脳血管障害になった人がすべて認知症になるわけではありません。脳血管障害の原因となる高血圧、糖尿病、高脂血症を治療すれば、発病や進行を防ぐことができます。しかし、ひとたび発病して認知症が現れると、完全に治すことは難しい病気です（156ページ参照）。

● **そのほかの病気**

　慢性硬膜下血腫のように早期に発見して脳外科治療をすれば治るもの、低酸素脳症のように治らずよくも悪くもならないもの、変異型クロイツ

フェルト・ヤコブ病（いわゆる人の狂牛病）のように進行の早い病気もあります（158ページ参照）。ほかに、正常圧水頭症（せいじょうあつすいとうしょう）、レビー小体病、前頭側頭型認知症（ピック病など）などがあります（157ページ参照）。

なお、認知症という状態は、こうした脳の病気だけが原因となるのではなく、身体状態、精神状態、さらに生活環境も影響します。脳の働きを衰えさせる貧血や脱水などの身体状態、うつ状態や過度の緊張、不安といった精神状態、無理解で間違った介護や、環境の急激な変化といった不適切な生活環境も認知症を悪化させます。これらの要因をとり除くことで、たとえ治らなくても、症状を改善したり進行を止めたりすることができるのです。

認知症の原因となる、そのほかの病気

- **慢性硬膜下血腫**：頭部を打った後、頭蓋骨内部にある硬膜の下に血液の塊（血腫）ができ、意識障害、運動障害、認知症などを起こします。
- **低酸素脳症**：窒息や一時的な心臓停止などによって、脳の神経細胞が酸素欠乏状態になり、長期にわたって認知症が続くことがあります。
- **変異型クロイツフェルト・ヤコブ病（いわゆる人の狂牛病）**：異常プリオンによる伝染性の病気で、歩行障害などの神経障害のほかに認知症が現れます。
- **正常圧水頭症**：認知症、歩行障害、失禁が主な症状として現れる、脳や脊髄（せきずい）の周囲にある液（脳脊髄液）の循環障害による病気です。
- **レビー小体病**：1日のうちに変動する認知障害、パーキンソン病のような運動障害、幻視が特徴的な症状として現れる病気です。
- **前頭側頭型認知症（ピック病など）**：生活や性格の変化が目立ち、その後、認知症が現れます。若年期認知症の主な原因の1つで、進行性です。

Q&A ❶ 相談・受診・治療

Q11 認知症の治療では、どんなことをするのですか？

A 原因となる病気によって、さまざまな治療が行われます。薬による治療、脳外科手術などがありますが、根本的な治療法はまだないのが現状です。

● **薬による治療**

薬による治療にもいくつかの方法があります。

認知症の原因のアルツハイマー病の薬として、ドネペジル（商品名：アリセプト®など）、リバスチグミン（商品名：イクセロン®）、ガランタミン（商品名：レミニール®）があります。これらは脳の神経伝達物質のアセチルコリンを補うものです。また、作用が異なる薬としてメマンチン（商品名：メマリー®）があり、ドネペジルと一緒に使うこともあります。

脳血管性認知症については、脳血管障害の原因となった高血圧、糖尿病、高脂血症、心房細動（不整脈の一種）の治療を行うことで脳血管性疾患の再発や認知症の進行を防ぐことが不可能ではありません。また脳梗塞の予防のために、少量のアスピリン*1の服用が効果的といわれています。

認知症の人は、認知障害などによる不眠、失禁、大声をあげる、出歩くなどの「問題行動」*2をとることが少なくありません。また幻覚、妄想、不穏、うつ状態などになることもしばしばです。そのため、抗うつ薬、抗不安薬、抗精神病薬*3、睡眠薬などの向精神薬が処方されますが、高齢者には転倒などの副作用が出やすいので、少量を慎重に、短期間だけ使用したいものです。

向精神薬、特に抗精神病薬は、認知症の人の「問題行動」を抑えるためにしばしば使われますが、「問題行動」はさまざまな背景があって生じるため、薬だけでのコントロールは避けるべきです。

● **脳外科手術による治療**

慢性硬膜下血腫や正常圧水頭症（157ページ参照）が原因の場合は、早期に発見して、血流を障害している血の塊をとり除くなどの脳外科手術を行えば、認知症が治ることがあります。

*1：血液を固める作用をする血小板の働きを抑える薬で、商品にはバイアスピリン®などがあります。
*2：「問題行動」とは「介護者にとって問題となる行動」と理解されます。しかし同じ行動でも介護者によっては問題とならないこともあり、よりふさわしい用語として「認知症の行動・心理症状（略称：BPSD）」が使われるようになりました。
*3：統合失調症の薬です。認知症の行動・心理症状（略称：BPSD）に有効との証明はなく、脳血管障害などの副作用がありますが、世界的に広く使われています。

Column　認知症治療薬の副作用

● ドネペジル（商品名：アリセプト®）

飲み始めに出やすく、嘔気・嘔吐、下痢が主で、興奮がみられることもあります。副作用を少なくするため、飲み始めは効果の出ない1日3mgとし、2週間後から効果の出る1日5mgに増やし、必要に応じて1日10mgまで増やします。

●向精神薬

- **抗うつ薬**：口が渇く、便秘、尿が出にくくなる（男性に多い）などの副作用があります。尿がまったく出なくなることもあり、トイレの回数や尿の量などについて注意が必要です。比較的新しい抗うつ薬には、こうした副作用は少なくなっています。

- **抗不安薬**：筋肉の力を弱めたり、眠気をもよおす副作用があります。転倒や骨折の危険があるので、歩いたり、起き上がるときは注意しましょう。

- **抗精神病薬**：眠気をもよおしたり、食欲が低下することがあります。アメリカやイギリスでは、高齢者が使用すると脳血管障害の発病や死亡の頻度を高めるなどの重大な副作用が発生する可能性があるとして、注意を呼びかけています。

> **Column** 認知症に有効な
> # 漢方薬と健康食品
>
> 　認知症には決定的な治療薬がなく、治療のためのさまざまな試みが行われています。漢方薬や健康食品も、その1つです。これらのうち、認知症の予防や治療に有効であると科学的に証明されたものは少ないのですが、認知機能の改善につながる可能性はありますので、補助的に使ってみてもよいでしょう。
>
> ● 漢方薬
>
> 　現在の漢方薬は、数千年という長い歴史のなかで淘汰され、残ったものです。精神面（認知機能）に効果があるとされるものもありますが、それは、一部の研究報告で有効とされているだけで、広く認められているわけではありません。また健康保険での診療に使えるものはわずかです。
>
> 　現在はまだ少数ですが、認知症にも漢方治療にも詳しい医師がいますので、漢方薬による治療を希望する場合はそのような医師を選ぶとよいでしょう。
>
> ・**当帰芍薬散（とうきしゃくやくさん）**
> 　　体力が低下している人の冷え症、疲れ、頭痛、めまい、肩こりなどの症状に使われます。アルツハイマー病や脳血管性認知症の記憶力、見当識、不眠が改善したとする研究報告があります。
>
> ・**八味地黄丸（はちみじおうがん）**
> 　　中高年の疲れ、手足の冷え、ほてり、腰痛などの症状に使われます。中程度の認知症の人に使ったところ、認知機能の改善だけでなく、日常生活動作や、脳の血流の改善もみられたとする報告があります。
>
> ・**釣藤散（ちょうとうさん）**
> 　　体力中等度の中高年の慢性的な頭痛、めまい、肩こり、のぼせ、

不眠、神経症などに使われます。認知症の人に生じる情緒不安定、昼夜逆転などの改善に有効で、認知機能も少し改善したとする報告があります。

・**抑肝散（よくかんさん）**

虚弱体質の人の、神経過敏、焦燥感、不眠などの症状に使われます。認知症の人の幻覚、徘徊（はいかい）、暴力など問題とされる行動を減らす効果があるという報告があります。この活動過多に対する処方には、保険が適用されます。

● **健康食品**

健康食品やサプリメントで、認知症の治療や予防に有効であると科学的に証明されたものはありません。しかし人によっては認知機能の改善につながる可能性もあり、量を守って使用するなら、特に問題はありません。

・**いちょう葉エキス**

いちょうの葉からの抽出物で、アルツハイマー病への臨床研究が行われていますが、認知機能の改善を認めた、効果がなかった、とする両方の報告があります。血管の保護と、脳の活性酸素の働きを抑える作用があるとされています。

・**DHA（ドコサヘキサエン酸）**

魚、特に青魚に多く含まれる物質で、HDLコレステロール（いわゆる善玉コレステロール）を増やし、血液凝固を抑え、神経細胞そのものにも作用するとされています。アメリカではアルツハイマー病の治療薬として臨床試験が行われています。

・**フェルラ酸**

日本で開発された米ぬかから抽出されたフェルラ酸を含む健康食品は、認知機能の改善に有効とする臨床試験の報告があります。

Column 認知症とセラピー

　認知症の治療や介護の分野で、補助的手段としてさまざまな試みが広がっています。そのなかで薬や手術によらない心理療法などを「セラピー」と総称しています。

　セラピーの有効性を科学的に実証した例は少ないですが、だからといって無効というわけではありません。それまで笑顔をみせず、年齢も言えなかった認知症の人が、穏やかな表情になり、認知機能も改善した例がいくつもあります。科学的裏づけは十分でなくても、セラピーの考え方や方法を認知症介護に活かす意義はあると思います。認知症に有効とされるセラピーを以下に紹介します。

♣ 回想法

　昔の出来事を思い出してもらうことで、精神の安定をはかる療法です。しっかりした記憶の世界、すなわち昔の世界について語り合うことで、表情が生き生きとし、精神的に安定することがあります。昔の新聞、結婚式などの記念写真、日常生活でよく使った物やその写真を材料（きっかけ）に話を進めます。この際の注意点は、思い出したくない嫌な思い出にはふれないようにすることです。

♣ 音楽療法

　認知症の人にふさわしい（好きな）音楽をみつけて、それを聞いたり歌ったり、楽器演奏をしたりすることで、認知症の人に精神的な安定をもたらすことができます。居室などに BGM として流すなど、音楽を日常生活にとり入れるのもよいでしょう。

♣ リアリティー・オリエンテーション

　認知症の人の現実（リアリティー）についての見当識（オリエンテーション）を高めるための療法です。日時、場所、人間関係（例：一緒にいるのは自分の妻である）についての情報を繰り返し提供し、

見当識をつけることで、認知機能の改善や精神的安定をはかります。家では認知症の人にもみやすいところに日めくりカレンダーをかけ、施設などではロビーに年月日、施設名、施設長名などを書いたボードを掲示して、会話のなかに意識的にこうした情報を盛り込みます（例：「おはようございます。今日は"こどもの日"ですね」「さあ"食堂"に行きましょう」）。このセラピーは最近、初期あるいは軽度の認知症の人に有効であると見直されています。

♧ **アニマルセラピー**

動物療法、ペット療法ともいいます。おとなしく、人に危害を加えず、感染の恐れのない犬が最も多く用いられ、施設で飼ったり、ボランティアが定期的に連れてきて認知症の人と交流をします。犬の身体にさわり、温かさやその反応に認知症の人が喜びや楽しみを見出すことで精神的安定をはかろうとするものです。

♧ **化粧療法**

専門家にメイクを手伝ってもらうなどして身だしなみを整えます。認知機能の改善や、精神的な活発さが高まるとされています。

♧ **園芸療法**

畑などで野菜や花を育てることによって、草や花の美しさを感じたり、収穫の喜びを味わうことができます。また土にふれる感触も、認知機能の改善のためのよい刺激になるといわれています。

♧ **芸術療法**

絵を描いたり、粘土細工をつくるなどの作業を通じて、手の感触（刺激）と、創作の喜びや達成感が、精神的安定につながるとされています。よい作品をつくるのが目的ではなく、創作過程そのものが認知症の人によい影響を与えると考えられています。また、作品から認知症の人のこころを知ることもあります。美術館などで絵画などを鑑賞することも精神的安定につながるとされています。

Q&A ❶ 相談・受診・治療

Q12 薬を飲みたがらないことが多いのですが、どうすれば飲んでくれますか？

A なぜ飲みたがらないのか、原因を考えます。そのうえで飲みやすい薬に変えられないか、回数を減らせないかなどを医師に相談しましょう。

　確かに、認知症の人のなかには薬を飲みたがらない人、口を開けようとせず服薬を拒む人がいます。もともと薬が嫌いな場合もありますが、認知症が原因で、なぜ薬を飲むのかわからなくなっていたり、それが薬であることを理解できない場合もあります。嚥下障害（咀嚼や飲み込みが困難になる障害）のある人は、過去に薬を飲んだ際、むせて苦しい思いをしたことがあり、それがきっかけで服薬を嫌がるケースもあります。また、飲ませる人が家族であることがわからず、知らない人に口を開けさせられたり、薬を飲まされるのに抵抗していることもあります。

　どうして認知症の人が薬を飲みたがらないのか、考えてみましょう。「粉薬が嫌だ」というだけの理由のこともあり、それなら医師に相談して錠剤に変えてもらえばよいでしょう。薬の量や服薬回数が多いのが嫌なら、医師に服薬方法を変えてもらうことで飲むようになるかもしれません。服薬を介助しているのが知らない人だと思われているなら、時間をおいてもう一度試したり、ほかの家族に代わってもらうのも１つの方法です。無理に飲ませようとして怖がらせると、精神的に混乱したり、嫌だという感情が強く残り、以後の服薬の拒否にもつながりかねませんので、注意しましょう。

　服薬時の姿勢も大切です。仰向けでは飲みにくいので、やや前傾姿勢で座ってもらうとよいかもしれません。水ではなく、お湯なら飲むこともあります。

　薬を減らす必要がある場合は、以下の点に注意してください。

まず、薬の種類を減らす場合です。筆者は薬には4種類あると考えています。①必ず飲まなければならない薬(糖尿病の経口血糖降下薬など)、②できれば飲んだほうがよい薬(アルツハイマー病のアリセプト®など)、③必ずしも飲まなくてよい薬(消炎鎮痛薬と一緒に処方される粘膜保護作用のある胃薬など)、④飲んではならない薬(高血圧でないのに処方された降圧薬など。本来、医師がこのような処方をするはずはありませんが、1回の血圧測定だけで血圧が高いと判断し、処方するケースがあります)です。これに従って、薬の必要性を考えてみてください。そのうえで医師に相談しましょう。

　次に、服用回数を減らす場合です。食後3回と就寝前の計4回の服用を、朝食後と就寝前の2回、あるいは朝1回だけにする方法があります。ただし、薬効の持続時間などを考慮したうえで処方しているため、変更を希望する場合は、必ず医師に相談してください。

　それでも服用を嫌がる場合は、食べ物の中に薬を入れるなどの工夫が必要かもしれません。薬の飲み方については、薬剤師に相談してみましょう。

服用回数などを変更する場合は、必ず医師に相談を！

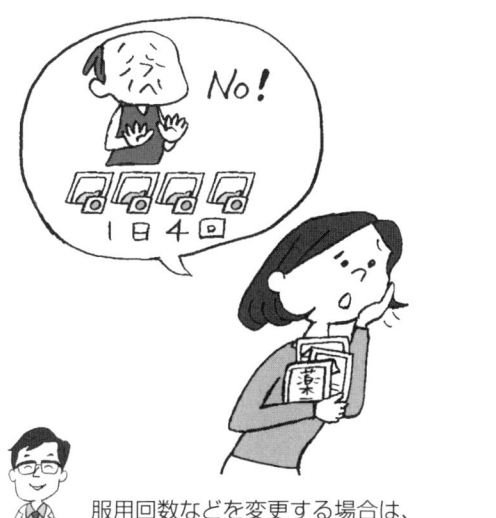

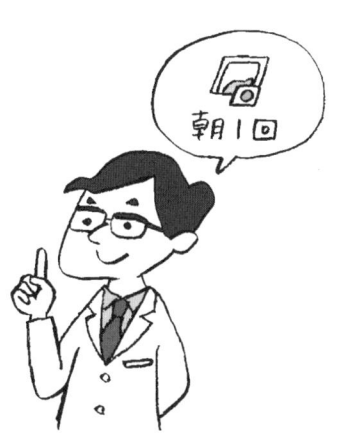

Q&A ❶ 相談・受診・治療

Q13 認知症で入院する必要はありますか？

A 通常、認知症の検査や治療のために入院する必要はありません。

　アルツハイマー病や脳血管障害の検査や治療のために入院することはありません。こうした検査や治療は、外来通院で行うことができるからです。入院による環境の変化で混乱を招き、認知障害がひどくなることがあるので、入院はできるだけ避けたほうがよいでしょう。

　ただし、慢性硬膜下血腫や正常圧水頭症（157ページ参照）が原因の場合は、脳外科病棟に入院したうえで検査や治療を受ける必要があります。

　慢性硬膜下血腫は、転倒などで頭を強く打った数日後あるいは数か月後に頭蓋骨の内側の硬膜下に血の塊ができるもので、それを除去する手術と治療のために3日から1週間程度の入院が必要です。

　正常圧水頭症は、脳や脊髄の周りにある脳脊髄液の循環が悪くなる病気で、この循環の状態を調べるために入院が必要です。検査の結果、脳脊髄液の循環がよくなり認知症が改善する可能性が確認されれば、脳の手術を受けます。手術では、脳の中心部にある脳室（脳の内部にある空間）に細いチューブを挿入し、皮膚の下を通して腹腔内まで送り、新たな脳脊髄液の流れをつくります。この方法は、認知症の高齢者にも比較的負担が少ないとされています。こうした入院治療によって、認知症が治ってしまうこともあります。

　ほかに、認知症の人が肺炎、心筋梗塞、がんなどで入院治療が必要な場合もありますが、認知症の人にとっては、入院していること自体をよく理解できず、検査や点滴を拒んだり、勝手に家に帰ろうとすることがあります。記憶障害の程度によっては、「〇〇さんは△△の治療中です」と書いた紙を目につくところに張っておくと安心することもあります。

Q14 通院する際に注意することを教えてください。

A 認知症の人への負担を減らすため、事前に受診の予約をし、時間的余裕をもって出かけましょう。できるだけ家族が同伴し、最近の出来事や状態の変化など、メモを準備します。

認知症と診断されたら、通常、1か月に1回あるいは3か月に1回の割合で通院することになります。待ち時間が長いと、認知症の人はがまんできずに落ち着かなくなることがあるので、予約制の外来診療を受けることをお勧めします。

受診当日は、本人に通院日であることを告げ、予約時間に遅れないように家を出るなど、認知症の人が受診する際の一般的な注意事項（26ページ参照）を守るようにしてください。

通院は、新しいことが覚えにくい程度の軽い認知障害なら、認知症の人だけでも可能です。しかし、医師に前回の受診日から今回までの生活状態や変化、困ったことなどについての正確な情報を伝えるためにも、また、医師からの指示や注意を正しく日常生活に反映させるためにも、家族が同伴するほうがよいでしょう。家族以外の人に同伴してもらってもかまいませんが、家族が一緒の場合と同様に、前回からの変化などを記したメモ（28ページ参照）を渡して、医師に説明できるようにしてください。

やむを得ない事情で本人が一人で通院する場合は、一度、家族が一緒に病院まで行き、一人で通院できることを確認しておきます。認知症の人は、通い慣れている道に何らかの変化があると、病院や家にたどりつけなかったり、迷ってしまう恐れがあります。そんなときのために、靴の側面に自宅の電話や携帯電話の番号を書いておいたり（122ページ参照）、緊急連絡先を書いた紙を本人の胸ポケットなどに入れておくとよいでしょう。

Q&A ❶ 相談・受診・治療

Q15 認知症の治療には、どのくらいの費用がかかりますか？

A 認知症の治療も、特殊な検査以外は、自己負担割合はほかの病気の治療と同じです。

　外来・入院・在宅のいずれの場合も、ほかの病気と同じように健康保険を利用できます。自己負担割合は年齢や所得によって異なりますが、1〜3割程度です。生活保護を受けている場合は、無料で治療を受けることができます。ただし、入院した場合は食事代や部屋代などの費用が別途請求されます。

　入院治療などで自己負担額が高い場合は、自己負担分をいったん全額支払い、一定額以上の医療費については返金してもらえる「高額療養費制度」（右表参照）があります。また、一時的な全額払いもしなくてよい「高額医療費支給制度」もあります。もっとも認知症治療では、遺伝子検査、脳脊髄液中のタンパク検査など特殊な検査を行う場合を除けば、高額療養費制度の対象となるほどの医療費を請求されることはまずありません。

　また認知症の人が精神科外来を受診した場合は、「障害者自立支援法」[*1]の医療費公費負担制度を利用でき、負担割合は1割です。この制度の利用については市区町村や保健所などに問い合わせてください。

　ところで、日本で唯一のアルツハイマー病の治療薬であるアリセプト®の保険診療で決められている値段（保険薬価）は、1錠あたり5mgで約360円、10mgで約640円です（2012年6月現在）。毎日1錠を1か月間飲むと、5mgでは約1万800円、10mgでは約1万9,200円かかります。3割の自己負担の場合、それぞれ月額約3,240円、約5,760円となり、決して安くはありません。

　医療費が年額10万円を超えると、医療費控除の対象となりますので、レシートは必ず保管してください。通院の際の交通費をはじめ、ほかに

もさまざまな費用がかかりますが、交通費も医療費に含めて所得税などの控除対象となります。タクシーなら領収書をもらう、そのほかはメモを残すなどして記録・保管しておきましょう。

*1：身体障害者、精神障害者などへの生活支援のための制度で、高齢者の介護保険制度に似ていますが、条件によっては介護保険法と障害者自立支援法を併用することも可能です。

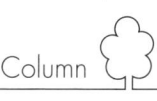

Column 健康保険制度による自己負担額（高額療養費制度）

健康保険加入者の自己負担額は、年齢や収入によって定められています。詳しくは、居住地の市区町村に問い合わせてください。

		1か月の自己負担限度額		高額医療・高額介護合算制度における自己負担限度額(年)※6
		外来（個人ごと）	外来・入院（70歳以上は世帯ごと）	
70歳未満	上位所得者※1	150,000円＋（総医療費－500,000円）×1%　＜83,400円＞		126万円
	一般所得者	80,100円＋（総医療費－267,000円）×1%　＜44,400円＞		67万円
	低所得者※2	35,400円　＜24,600円＞		34万円
70～74歳	現役並み所得者※3	44,400円	80,100円＋（総医療費－267,000円）×1%　＜44,400円＞	67万円
	一般所得者	12,000円	44,400円	56万円
	低所得者 Ⅱ※4	8,000円	24,600円	31万円
	低所得者 Ⅰ※5		15,000円	19万円

＜ ＞内の数字は、多数該当の場合の限度額。　　　　　　　　　　（2012年6月現在）

※1　標準報酬月額53万円以上。
※2　住民税非課税世帯。
※3　標準報酬月額が28万円以上であって、かつ年収が夫婦世帯520万円以上、単身世帯383万円以上の世帯の被保険者と被扶養者。
※4　世帯全員が住民税非課税である場合など。
※5　世帯全員が住民税非課税であり、所得が一定基準（年金収入80万円以下など）を満たす場合など。
※6　毎年8月1日～翌年7月31日の12か月で計算します。

Q&A ❷ 家族のかかわり・介護者の気持ち

Q16 認知症と診断されたら、家族はどうしたらよいですか？

A 認知症と診断されたら、その原因となっている病気、それに対する治療法、これからどうなっていくのか、どのような注意が必要かなどを、診断した医師に詳しく聞いておきましょう。

　認知症と診断されたら、覚悟していたとしても、家族の困惑や将来への不安が募るのは当然のことです。身近にいる家族が医師から正確な情報を得ておくことは、今後の治療や生活を行ううえでとても大切です。
　認知症といっても程度や症状は人それぞれで、その原因もさまざまです。進行するもの、変わらないもの、治るものもあります。たとえば、アルツハイマー病による認知症は進行しますが、脳血管障害による認知症は進行するとは限りません。いずれにしてもただちに命にかかわる病気ではありませんので、まずはあわてずに認知症の原因となる病気を知ることから始めてください。
　もっとも、認知症と診断されたときは動揺して余裕はないかもしれませんから、2度目の受診時に詳細を聞くようにしてもよいでしょう。今後どうなるのか、治療は可能か、どのような注意をしたらよいかなどを、理解できるまで医師に説明してもらってください。
　本人が診断結果について知りたがることがあります。治る認知症の場合は話しやすいのですが、治らない進行性のアルツハイマー病の場合、どのように話してよいかは医師も迷います。しかし、認知機能がかなり残っている場合は、真実を話しておくことが本人にとってもよいことだと思います。医師から話してもらうとよいでしょう。本人からの質問に、具体的に答えられるからです。がんの告知ほどではありませんが、アルツハイマー病を告知する医師が増えています。

また診断結果は、ほかの家族、兄弟姉妹や親戚にも早めに話しておいたほうがよいと思います。今後の付き合い方などに影響が出ることがあるからです。特に子どもたちにうまく説明するのは、とても難しいことです。考えをまとめる時間をとるなどして、後日、相手の様子をみながら説明するようにしましょう。

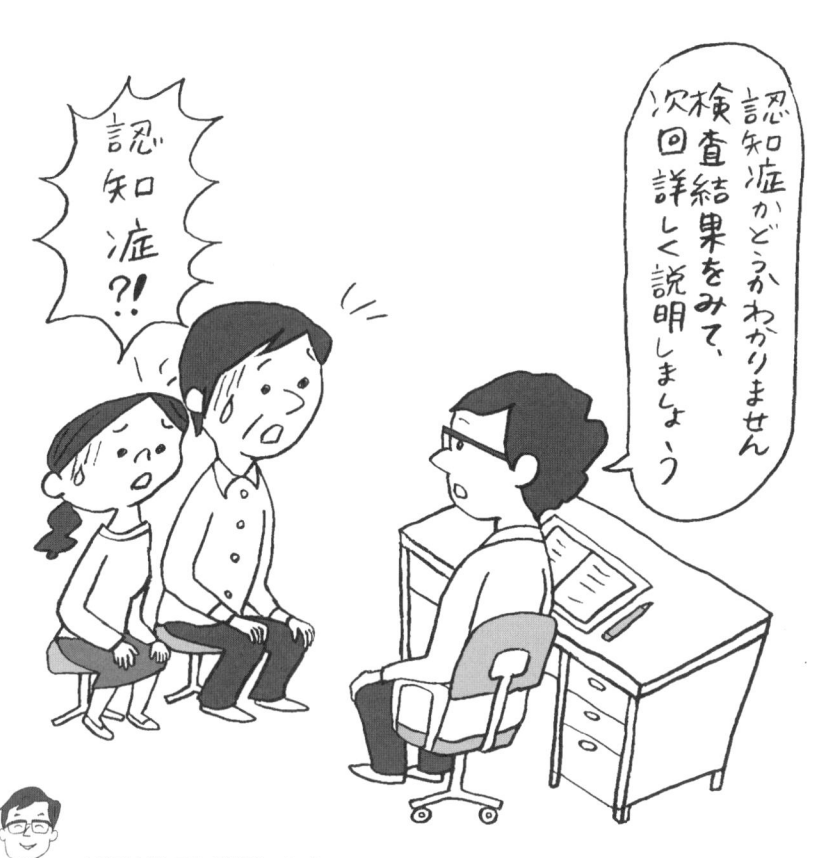

認知症?!

認知症かどうかわかりません
検査結果をみて、次回詳しく説明しましょう

最初は誰でも動揺します。
詳しい説明を聞くのは、2度目の受診時でもOK。

Q&A ❷ 家族のかかわり・介護者の気持ち

Q17 家族は、認知症をどう受け止めればよいのでしょう？

A 認知症になっても、本人にできることはありますし、最期までこころは生きています。本人ができることに目を向けながら、病気として受け止めるように心がけてください。

　原因となる病気によって受け止め方はさまざまですが、最も難しいのは、進行性の認知症であるアルツハイマー病の場合でしょう。同じアルツハイマー病でも、80歳以上の高齢者ではゆっくり進行しますが、40代50代の若年期の場合は進み方が早い傾向にあります。
　認知症になると、もの忘れが多くなるだけでなく、それまでできていたことが少しずつできなくなったり、家族の顔がわかりにくくなったりします。しかし、認知症がかなり進行した人にもできることはあります。何より人としての感情（こころ）は残っています。できないことばかり気になって「何もわからない人」と決めつけたり、元気なころを思い出し将来を悲観してしまうのも仕方のないことですが、困惑しながら生きている本人のこころを推し量って対応してみてください。今までとは異なる言動は、すべて病気のせいであると理解して対応するほうが、家族にとってもはるかに楽だと思います。時間はかかるかもしれませんが、できるだけ、その人の人格を肯定的にとらえてかかわりましょう。
　認知症を発症してからの生活は一般的に長く、見通しの立ちにくいものです。家族の誰か一人だけで介護や世話を担い続けるのは容易ではありません。住まいのこと、経済的なことなど、長期的に生活設計を変えてみる工夫も必要です。医療や介護の公的サービスを積極的に利用することも考えましょう。一人ですべてを背負わずに、家族全員に、認知症という病気と、認知症の人に対する理解を深めてもらいましょう。

Column 🍀 家族の心理の変化

認知症の人の家族がたどる一般的な心理の変化です。

Step 1
まさかそんなはずはない、どうしよう。
① 驚愕・戸惑い：おかしい行動に少しずつ気づき始め、驚き、戸惑う。
② 否　定：周囲にはなかなか理解してもらえない。家族自身も、病気だということを納得できないでいる。

Step 2
ゆとりがなく、追い詰められる。
（必要に迫られ、認知症や介護保険サービスに関する情報を手当たりしだい、探し求め始める）
① 混　乱：認知症の人を拒絶しようとする。そんな自分が嫌になる。
認知症症状に振り回され、精神的・肉体的に疲労困憊する。やってもやっても介護が空回りする。
② 怒り・拒絶・抑うつ：「自分だけがなぜ……」「こんなに頑張っているのに……」と、苦労しても理解してもらえないことを腹立たしく思う。

Step 3
なるようにしかならない。
① あきらめ：怒ったりイライラしても仕方ないと気づく。
（介護保険サービスを使うなどして生活を立て直し始める）
② 開き直り：なるようにしかならないと開き直る。自らを「よくやっている」と認められるようになる。
③ 適　応：認知症の人をありのままに受け入れた対応ができるようになる。介護に前向きになる。

Step 4
認知症の人の世界を認めることができる。
理　解：認知症症状を問題ととらえなくなり、認知症の人に対する愛しさが増してくる。

Step 5
受　容：介護の経験を自分の人生において意味あるものとして位置づけていく。

出典：杉山孝博著『杉山孝博Dr.の「認知症の理解と援助」』クリエイツかもがわ発行、pp.53-59. 2007年を一部改変

Q&A ❷ 家族のかかわり・介護者の気持ち

Q18 離れて暮らす一人暮らしの親が認知症になってしまいました。どうしたらよいですか？

A 認知症でも軽度のうちなら一人暮らしは不可能ではありません。できるだけ早い段階で、診断した医師の説明を聞きましょう。そのうえで、地域でどんな介護保険サービスが利用できるかなどを調べ、利用手続きをするとよいでしょう。

　別居する子どもにできることとして、定期的に様子をみに行く、短期間一緒に住んで世話をするなどの「遠距離介護」があり、こうした方法をとる家族も少なくありません。しかし認知症が進むとそれも難しくなり、否応なく同居するかどうかの選択を迫られることが多くなります。

　認知症の人の場合、できるだけ住み慣れた環境で、なじみの人や物に囲まれて暮らすことが症状の悪化を防ぎます。同居を急ぐよりも、認知症になってしまった親は何ができて何ができないのか、どんな生活スタイルなのか、日常的な行動範囲に危険はないかなどを確認しましょう。そして親が住む地域でどのような支えが得られるのかを調べます。近くに住む親戚や近隣の人たちの協力が得られないか、頼んでみるのもよいでしょう。さらに地域にはどのような介護保険サービスがあるのかを調べます。要介護認定をまだ受けていないなら、早めに受けてください。

　介護保険サービスの利用には、ケアマネジャー[*1]がかかわります。一人暮らしの親の介護や生活のことをありのままに説明し、現在抱えている問題などを遠慮なく相談するとよいでしょう。家で生活しながらサービスの利用を広げられるか、施設での生活に切り替えたほうがよいかなど、具体的なアドバイスをしてくれるはずです。その後も、現状などを電話で確認することができます。

　しかし、多くの人に協力してもらい、介護保険サービスを利用したとしても、一人暮らしが難しくなることは少なくありません。近隣の人た

ちから「火事でも出されたら大変。子どもなのだから同居して世話をしてほしい」と要請されることもしばしばです。

＊1：介護保険で要となる専門職で、正式には「介護支援専門員」といいます。

> Column 認知症の人に便利な
> **在宅介護サービス**
>
> ●**訪問介護（ホームヘルプ）**
> 　ホームヘルパーが訪問し、炊事・洗濯・掃除・買い物などの生活支援や、食事・入浴・排泄の介助、通院の付き添いなどを行います。要介護度によって利用できるサービス・時間（量）が異なります。また、24時間訪問介護サービスもあります。
>
> ●**通所介護（デイサービス）**
> 　日帰りでデイサービスセンターなどに通い、食事、入浴、レクリエーションなどのサービスを受けられます。看護スタッフによる、健康状態のチェック、日常生活動作訓練、運動機能向上トレーニング、口腔衛生や栄養の指導なども受けられます。マイクロバスなどによる送迎を行っている施設も多くあります。
>
> ●**短期入所生活介護（ショートステイ）**
> 　認知症の人が、特別養護老人ホームなどの介護施設に短期間入所して、食事、入浴などの生活支援を受けるサービスです。介護者が休養や旅行、病気などで介護できないときに利用されることが多く、医師の管理のもとで、必要な医療を受けることができます。
>
> 　　　　　　　　　　　＊
>
> 　いずれのサービスを利用するにも、要介護認定を受けていることが条件となります。また、内容ごとに利用料が決められています（自己負担は1割）。どんなサービスを、どのくらい利用できるかは、担当のケアマネジャーに相談してみてください。

Q&A ❷ 家族のかかわり・介護者の気持ち

Q19 仕事で忙しく、同居している認知症の親の世話ができません。どうしたらよいですか？

A 働きながら認知症の人（親）を介護するのはとても難しいことです。しかし、介護保険の各種サービスを上手に利用すれば、自宅で一緒に生活を続けることができます。

　最近、働きながら認知症の人（親）の世話をしている人が増えています。多くの場合、自分自身や家族の生活のために、仕事をやめるわけにはいかない現実があります。親の年金だけで一家が生活できるケースは非常に少ないでしょう。

　仕事をしながら介護する際は、出勤前に昼食を用意したり、外出して行方不明になっては困るからと家の中からは開かないように出入り口に鍵をかけたりします。日中は電話で様子を確認し、親が電話に出られない場合は、近隣の人に安否を問い合わせる人もいます。仕事が終わると一目散に帰宅し、食事の用意をして親と一緒に夕食をとり、入浴介助を終えてようやく床につきます。夜中に起きてトイレに連れて行くことも多く、十分な睡眠がとれないまま、翌朝を迎えます。そしてまた同じことを繰り返すのです。こうした生活が続くと、誰でも疲労が溜り、介護も仕事も難しくなるのは当然です。

　しかし、2000（平成12）年に「介護保険制度」が始まり、状況はかなり改善しました。日中は認知症の人が一人でいる家へホームヘルパーが来て、昼食・夕食の用意や掃除をしてくれます。何か変わったことがあれば、連絡をくれます。入浴サービスなどもあります。平日はデイサービスを利用している人も多く、同居している子どもとは、夜間と週末を一緒に過ごします。出張や旅行などの予定があるときは、認知症の人を一時的に預かってくれるショートステイを利用する方法もあります。

　ただしこうしたサービスは、介護保険の要介護認定を受けていないと

利用できません。まだ要介護認定を受けていないなら、まずは市区町村に介護保険利用のための申請をしてください。審査の結果、要介護度に合わせてサービスが受けられるようになります。利用方法などについては、申請窓口や地域包括支援センターなどで教えてくれます。困ったことがあれば、遠慮なく相談しましょう。

　それでも、仕事をしながら一人で認知症の人（親）をみることは容易ではありません。仕事をやめるか、施設に入ってもらうかの選択を強いられることもあります。また長期の介護疲れから、虐待なども起こりかねません。そうならないように、早いうちから周囲の人たち（家族、親戚、近隣の人たち、介護職など）の理解と協力を得られるようにしておくのがベターです。

介護経験者の声

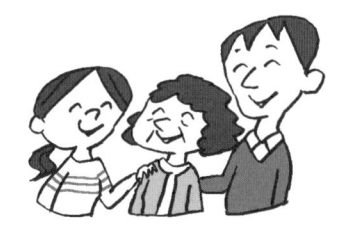

ショートステイの利用で気持ちに余裕が　　　　Aさん（54歳）

　父がショートステイを利用するのは、介護する私自身が楽をするためではないかと思い、最初は躊躇しました。でも周囲に、「あなたが急に倒れたとき、困るのは誰？」と言われ、利用に踏み切りました。父がショートステイを利用している間は、できるだけ自分の時間をもつようにしています。すると不思議とやさしい気持ちになり、父が帰宅しても、しばらくの間、イライラしないのです。

　父はショートステイに行くことを理解できないので、「温泉に行きましょう」「○○おじさん（父の兄）が来ているかも」など、興味をそそる"嘘"を言って、連れて行くようにしています。

Column 家族の気持ち

　長期にわたる認知症の人の介護のなかで、家族のこころは揺れ動きます。「認知症の人と家族の会」などの集いに参加し、同じ経験をもつ家族と語り合うことをお勧めします（64 〜 67 ページ参照）。

♣ **落胆**
　アルツハイマー病と診断されると、家族は落胆し悲しみます。同時に、これからどのような生活が始まるのだろう、どのように介護したらよいのだろうと、戸惑ったり不安になるでしょう。現実を認識するまでには時間がかかるかもしれません。

♣ **期待**
　家族のなかには、アルツハイマー病と診断されても「診断が間違っているのではないのか」と病院や診療所を転々としたり、民間療法を試みたりする人がいます。そのため間違った療法が行われる恐れがありますが、治らない認知症が多いとはいえ、いつも家族はよくなること、治ることへの期待を抱いています。家族のこの気持ちは否定せず、尊重したいものです。

♣ **悲嘆**
　認知症の親や配偶者と生活をともにしながら、変わってしまったその姿を日々み続けることは、悲しく嘆かわしいことです。悲嘆のあまり、介護意欲が失せ、適切な介護ができなくなる恐れもあります。

♣ **不安**
　認知症の人の在宅介護には不安が絶えません。先の見通しを立てにくく、負担が増すばかりだからです。不安を少しでも軽くするため、この先予測されることを医師から聞き、地域で利用できる介護保険サービスなどの社会資源を調べましょう。そのうえで、将来生じるかもしれない問題を解決するための具体的な生活計画を立てると、不安軽減につながります。

♣ **怒り**

　介護する家族は、認知症の人に対して「どうしてこんなに私を困らせるのか」と怒りや被害者意識を強くもつことがあります。特に、介護している家族に対して周囲の理解が得られず、孤立した密室の介護を続けていると起こりやすい感情です。

♣ **孤立感**

　介護を続けていると、「誰も理解してくれない、助けてもくれない」と孤立感を抱くことがあります。この孤立感は被害者意識を強め、認知症の人への不適切な介護、虐待へとつながりかねません。

♣ **自責**

　認知症が悪くなったのは、介護の仕方が悪いからだと自分を責める家族がいます。確かに不適切な介護で認知症が悪くなることはありますが、強い自責の念をもち続けていると、介護への自信をなくし、介護放棄につながりかねません。

♣ **後悔**

　認知症の人を施設に入所させたことに対して、認知症の人を犠牲にしたと後悔する家族がいます。在宅より施設で生活したほうが認知症の人にとってもよいケースがあると理解しましょう。自宅で介護している場合も、デイサービスやショートステイなどを活用し、余裕ある介護を行うことが、本人にも家族にも望ましいのです。

♣ **喜び**

　医師からは「認知症で、これから少しずつ悪くなります」と言われたにもかかわらず、家族の介護の工夫で認知症の人の表情が和らいだり、話が通じるようになり、介護の努力が報われたと家族が喜びを抱くことがあります。こんなときは、介護に携わる人たち皆で、ともに喜び合いたいものです。

Q&A ❷ 家族のかかわり・介護者の気持ち

Q20 認知症であることを、誰に知らせておけばよいですか？

A 認知症は決して恥ずかしい病気ではありません。できるだけ多くの人に知ってもらったほうが、本人にも家族にも負担が少なく、支えが得やすくなるでしょう。

認知症は一般的な病気になってきましたが、家族の恥ずかしい、隠しておきたいという気持ちもわかります。特に、まだ若い人が認知症になった場合は周囲の理解も得がたく、隠しておきたい気持ちが強いでしょう。

しかし周りの人は、「何かおかしい」と気づいていることも多いのです。そうした場合、隠しておくほうが不自然で、本人も家族も隠すという余計な気苦労が増えてしまいます。むしろ、つらくても周囲に知らせておくほうが精神的に楽ですし、さまざまな形での支えも得られ、結果的にはより負担の少ない生活を送ることができます。

知らせる人の順番は特にありませんが、身近な人、よく理解してくれそうな人、生活するうえで知っておいてほしい人（上司、かかりつけ医、取引先、銀行、郵便局など）から始めるのがよいでしょう。ただし、相手が認知症について、偏見をもっていないかを確認しながら話を進めてください。「何もわからなくなってしまった」と間違って理解され、マイナスの結果を招くことがあるからです。病院などが発行している認知症のパンフレットなどを利用し、偏見や誤解をなくすような説明を心がけましょう。

特に、若年期に多くみられるピック病などでは、万引きなど問題とされる行動が出ることがあります。仕事を続けていく場合は、勤務先の上司に病気の特性も含めて必ず伝え、周囲の人たちに理解してもらうよう努めましょう。理解してもらえれば、勤務方法への配慮や、問題とされる行動が出た際の助けも得られます。また、有利な退職方法や障害者年

金の相談にのってくれるかもしれません。

親戚（しんせき）に、認知症になってしまったと知らせれば、何らかの支援を得られることがあります。近隣の人たちも同様です。認知症の人が勝手に外出したり、異常な行動をしているのをみかけたら、助けてくれたり、早めに連絡をくれるようになるでしょう。

ただし、認知症の人の症状や行動は、相手によって変わることが多いため、親戚が電話で本人と話したくらいではその変化に気づかず、なかなか状況を理解してもらえないかもしれません。その場合は、1日でよいので一緒に暮らしてもらうことです。1日あれば、認知症の人の本当の姿、介護の大変さがわかるでしょう。

そのほか、かかりつけの眼科や歯科などの医師にも、診療の際に混乱が起きないよう、前もって話しておきましょう。

場合によっては、銀行や郵便局にも伝え、預金額を確認し不自然な引き出しがないか調べてもらう必要があるかもしれません。本人の判断力があるうちに意思を確認して「成年後見制度」(88ページ参照)の利用を考え、家庭裁判所に相談しておくのもよい方法です。

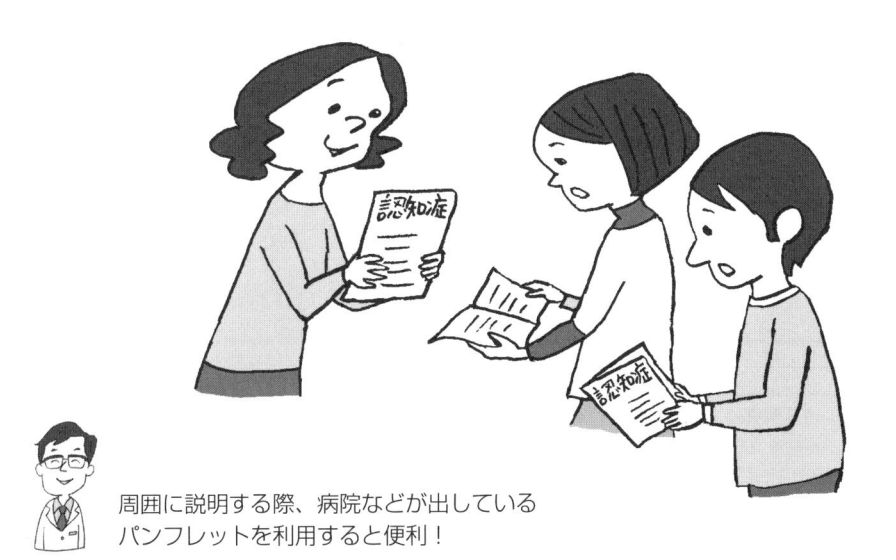

周囲に説明する際、病院などが出しているパンフレットを利用すると便利！

Q&A ❷ 家族のかかわり・介護者の気持ち

Q21 孫をやたらに叱るので、孫がおびえています。どうしたらよいですか？

A 認知症の人に訳もなく叱りつけられれば、認知症についてよく知らない孫は大きな恐怖を感じるでしょう。孫の年齢にもよりますが、認知症のこと、認知症になった祖父母のことを理解できるように、親が説明しましょう。

祖父母にとっては大切な孫、孫にとっても優しい祖父母という関係が、認知症になったことで変化するかもしれません。孫が祖父母の変化に戸惑い、「訳のわからないことばかり言うおじいさん」「おしっこを漏らして臭いおばあさん」などと軽蔑し、最悪の場合、虐待することさえあります。

認知症が進むと、祖父母は自分の孫であることがわかりにくくなり、他人の子どもと思い込んでしまうこともあります。そうなると、認知症の人にとっては、孫の話がわからないだけでなく、うるさく煩わしく感じ、それがたび重なると叱りたくなるようです。認知症がなければ、叱り方を考えたり自制することができますが、認知症による認知障害のためにそれができず、些細なことで強く叱ってしまいます。

間に立つ親としては、子ども（祖父母の孫）が理解できるように、祖父母の病気が認知症であること、強く叱るのもそれが原因であり、悪意があるわけではないことを、ていねいに説明しなければなりません。

孫を祖父母から引き離すのではなく、できるだけ理解してもらい、家族の一員として介護を手伝ってもらいましょう[1]。

---

[1]：「認知症の人と家族の会」では、子ども向けに認知症についてわかりやすく解説したサイト『おばあちゃん、どうしたの？』を開設しています（http://www.alzheimer.or.jp/kodomo/）。

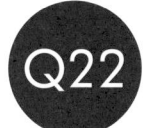

Q22 離れて暮らす親が認知症になってしまいました。しかし、兄弟が協力的でなく、連絡もしてこないことに怒りを感じます。どうしたらよいですか？

A 納得できないことかもしれませんが、よく聞く話です。背景には、親に対する思いの違いや、家庭の事情などがあるかもしれません。まずは兄弟姉妹が同じように、認知症を理解するように努めましょう。

　近くに住んでいたり、親への思いが強い子どもほど、親が認知症になったとき、介護したいと思うものです。逆に、遠いところに住んでいたり、親への思いが弱いと、介護に協力的ではなくなってしまうことがあります。また、仕事が忙しかったり、経済的に困窮していて、介護する余裕のない人もいます。

　皆がさまざまな事情を抱えていますが、何より大切なことは、兄弟姉妹が認知症について共通の理解をもつことです。

　認知症の介護の大変さは、実際に経験してみないとわかりません。兄弟姉妹で話し合いを重ね、中心になって介護する人、それをサポートする体制、金銭面での協力など、それぞれが抱えている事情を考慮して、「役割分担」をするのがよいのではないでしょうか。

　連絡がないからといって、お互いに非難し合ったり、兄弟喧嘩をするのはよくありません。結局、兄弟姉妹がバラバラになって、特定の人に介護の負担が偏ってしまうことになりかねないからです。

　親戚などの協力を得ながら、根気よく話し合い、妥協点をみつけるようにしましょう。

Q&A ❷ 家族のかかわり・介護者の気持ち

Q23 何度も何度も同じことを聞かれて、病気だとわかっていても、イライラしてしまいます。どうしたらよいですか？

A 認知症の人が、何度も同じ質問を繰り返すことは多く、軽度な症状です。しかし、質問される家族にとってはストレスが溜（たま）ります。話をそらすか、その場から逃げるしかないかもしれません。

　認知症の症状は、新しいことや、直前にしたこと、言ったことなどを忘れる、もの忘れ（記憶障害）が基本です。そのため、話した内容だけでなく、話したこと自体を忘れてしまい、1日に何度となく同じ質問を繰り返します。しかし認知症の人は、同じことを聞いているという自覚はなく、常に初めてのつもりなのです。質問内容は、お金や持ち物、すでに亡くなった家族のことなど、自分にとって大切な事柄が多いようです。

　しかし、何度も同じことを聞かれる家族は、たまったものではありません。ついつい、「これで5回目。もうやめてくれない？」と言いたくなります。何度も同じ話をしていることを説明して、認知症の人が納得したように思っても、しばらくすると、また同じ質問を繰り返します。いつも、初めて聞いたつもりで対応できればよいのですが、回数が増えてくると、耐えがたくなるかもしれません。

　このようなことへの対処法は一概にはいえませんが、「……ところでお母さん、夕食は野菜炒めと鍋物、どちらがよいですか？」などと、うまく話題をそらす方法があります。あるいは、認知症の人のいる場からしばらく離れて、気持ちを落ち着かせるのもよいかもしれません。ほかの家族に、対応を代わってもらうことも考えましょう。また1週間に何度か、認知症の人にデイサービスを利用してもらい、イライラすることのない時間を家族でつくるのもよいかもしれません。

Q24 認知症の姑（しゅうとめ）を介護しています。以前から諍（いさか）いが多く、やさしく介護しなければと思うのですが、うまくいきません。どうしたらよいですか？

A 当然の気持ちです。姑が認知症になったからといって、急に気持ちを切り替えて「やさしく」介護できるものではありません。それが自分の本心であることを知りながらも、できることから少しずつ変えていきましょう。

認知症の人の介護には、人間関係が強くからんでいます。姑は自分の行動や意思に関係なく、認知症という病気になってしまったのだということを理解していても、その言動に振り回されてイライラしたり、過去のさまざまな諍いが引っかかって、親身に介護ができない場合があるかもしれません。互いに生身の人間ですから、割り切れない気持ちになってしまうのもあたりまえです。

認知症の姑は、認知障害のために、自分の態度を改めて、世話をしてくれる嫁に感謝の気持ちを示そうというような理性的な考えは浮かびにくいでしょう。むしろ「自分の弱点を知られたくない」「嫁に負けるか」といったプライドが強く出ることがあり、人間関係をますます難しくします。

一方嫁も、やさしく介護したいと思いながらも、毎日の姑の態度に、過去の出来事が重なって、憎しみさえ感じるようになるかもしれません。

自分の思いを語れる場（「認知症の人と家族の会」が開催する家族の集いや、介護経験者による電話相談）で、本音を語ってみましょう。同じような経験をした人はたくさんいますから、何かアドバイスをもらえるかもしれません。解決方法はないかもしれませんが、自分のことを理解してくれたと実感するだけでも、ストレスが少なくなるでしょう。

Q&A ② 家族のかかわり・介護者の気持ち

Q25 同じような悩みをもった人たちの集まりはありますか？

A 「認知症の人と家族の会」が京都本部以下、全国に支部をおいています。そのほか、地域の保健所、保健センター、社会福祉協議会などでも認知症の介護者のための集いを開いています。

　認知症の人を介護する家族の苦労は、実際に経験してみないとわからないことだらけです。認知症の人の姿を日々みることのつらさ、24時間365日休むことなく続く介護、先の見通しが立ちにくい生活など、介護に伴う家族の苦労や悩み、不安は実にさまざまです。こうした気持ちを真に分かち合えるのは、同じ経験をしているほかの家族だけかもしれません。医師に話を聞いたり、相談にのってもらうことも大切ですが、同じ立場の家族とは、こころからわかり合えるでしょう。さまざまな経験談を聞くことで、介護による不安を解消できるかもしれません。

　認知症の人を介護している家族たちによる集まりを全国的に開催しているのは「公益社団法人認知症の人と家族の会（略称：家族の会）」の46都道府県にある支部です。この集いには、誰でも自由に参加できます。同じ経験をした、あるいはしている家族から話を聞き、また聞いてもらうことで、孤立感や悩みが軽減され、認知症に対する理解も深まります。さらに、経験に裏うちされた適切で役立つアドバイスや情報が得られるに違いありません。家族の会の各支部ではこうした集いを毎月、あるいは2か月に1回開催しています。一度参加してみることをお勧めします。

　同様に、地域の保健所、保健センター、社会福祉協議会、デイサービスなどでも家族の集いを開催しているところがありますので、問い合せてみてください。

　最近では、認知症が初期（軽度）の人たちや若年期認知症の人たちが、

自らの思い、不安、苦労などを語り合う集いも開催されています（68ページ参照）。

公益社団法人 認知症の人と家族の会

　家族の集いの開催、認知症に関する電話相談、会報の発行、全国研究集会の開催、国や自治体への要望提出、啓発活動、調査研究、国際交流などを行っています（66ページ参照）。

　認知症に関心のある方であれば、どなたでも入会できます。資料（入会案内、会報誌見本など）を無料で送付していますので、希望者は下記にお問い合わせください。ホームページから資料請求することもできます。

＜問い合わせ・資料請求・入会申込先＞

公益社団法人 認知症の人と家族の会 本部事務局
　住所：〒602-8143
　　　　京都府京都市上京区堀川丸太町下ル 京都社会福祉会館内
　電話：075-811-8195
　FAX：078-811-8188
　メール：office@alzheimer.or.jp
　ホームページ：http://www.alzheimer.or.jp

年会費
　個人会員：年会費 5,000 円
　　　　　　（介護家族、専門職員など、誰でも入会可）
　団体会員：年会費 10,000 円
　　　　　　（主に介護家族を中心とした団体が入会可）
　賛助会員：年会費 1 口 10,000 円
　　　　　　（家族の会に賛助する個人や団体が入会可）

Column 「認知症の人と家族の会」の活動

「認知症の人と家族の会(旧名称：呆け老人をかかえる家族の会、略称：家族の会)」は、認知症の人とその家族を中心とした日本で唯一の全国的な民間団体です。

以前、京都新聞社が開催していた「ぼけ相談」を訪れた介護家族を中心に、約90名の会員によって、1980(昭和55)年、京都で発足しました。現在の会員数は、約1万名(2012年3月現在)です。

<活動内容>

●家族の集いの開催

多くの支部で毎月開催しており、介護する家族の苦しみや悩みを語り合います。医師などの専門職が出席することも多く、認知症、介護方法、社会制度などについて学ぶ場にもなっています。

比較的新しい活動として、認知症の人本人が語り合う集いを行っている支部もあります。

●会報の発行

家族の会本部では、月刊誌『ぽ～れぽ～れ』を発行しています。介護家族の精神的な支え、認知症に関する情報提供を主に、家族の会への理解を広めることを目的とした情報誌です。支部でも独自に『支部だより』を発行し、身近な情報を提供しています。

●電話相談の実施

発足当初から、認知症に関する電話相談を行っています。家族の会では介護経験者が相談を受けているのが特徴です。

●研究集会の開催

認知症にかかわる専門職員、ボランティア、介護家族たちが一堂に会する「認知症の人と家族への援助をすすめる全国研究集会」を毎年開催しています。テーマは「認知症になっても安心して暮

らせる地域づくり」など多彩です。

● **認知症に関係した調査研究**

主に会員を対象に、認知症にかかわるさまざまな調査を行っています。「家族の在宅介護の実態」「徘徊(はいかい)の経験と対応」「若年期認知症の人の家族状況」など、日本で初めて行われた調査もあります。

● **国や自治体への要望提出**

調査研究を基に、厚生労働省への要望提出を重ねています。1980年代は認知症高齢者対策の拡充を、1990年代からはさらに若年期認知症への社会的サービスの充実を、2000年からは介護保険にかかわる要望を行ってきました。支部では、市区町村でできる認知症の人と家族への支援など、身近な要望を行っています。

● **国際交流**

認知症にかかわる各国の団体で組織されている「国際アルツハイマー病協会」[*1]に、1982(昭和57)年から加盟し、毎年開催される国際会議に代表団を派遣しています。2004(平成16)年10月には「国際アルツハイマー病協会第20回国際会議・京都・2004」を開催し、66の国と地域から4,000名以上の参加がありました。

● **啓発活動**

認知症の人とその家族への理解を求めて、啓蒙的な講演会を開催しています。また国際アルツハイマー病協会の活動の一環として、毎年9月21日の「世界アルツハイマーデー」には、全国で街頭活動や講演会を行っています。

● **若年期認知症の人と家族への支援**

2000(平成12)年から取り組み始め、「若年期認知症の人と家族を支える集い」などの活動をする支部が増えています。

---

*1：英語名Alzheimer's Disease International（略称：ADI）。本部はロンドンにあり、77の国と地域の団体が加盟しています。

Column 🍀 語り始めた認知症の人たち

　筆者が「認知症の人と家族の会（略称：家族の会）」の発足にかかわった1980（昭和55）年ごろは、アルツハイマー病などの認知症は、主に介護している家族の問題でした。しかし、多くの認知症の人と出会ううちに、認知症の人自身も困惑していることを知りました。しかし本人が、自分自身について語ることはあまりありませんでした。

　家族の会の活動が広がり、1980年代の終わりごろ、若い認知症の人とその家族がいることを知りました。しかし当時は、症状の進んだ人が多く、若年期認知症の人からその思いを聞くことはまれでした。

　1993（平成5）年、アルツハイマー病の人自身の苦悩の記録である『Living in the Labyrinth（直訳：迷路に生きる）』（著者：ダイアナ・フリール・マックゴーヴィン）がアメリカで出版され、アルツハイマー病の見方を変える画期的な本として注目されました。この本は同年、日本でも『アルツハイマー病患者の手記　私が壊れる瞬間（とき）』（DHC刊）として翻訳出版されましたが、あまり注目されませんでした。

　1999（平成11）年、日本でもアルツハイマー病の治療薬アリセプト®が保険診療で使えるようになりました。また、このころから認知症の画像検査の普及により「もの忘れ外来」が全国各地に広がり、アルツハイマー病の医療が変化してきました。これによって初期のアルツハイマー病の人が受診するようになり、社会的にも目立つようになりました。家族の会の電話相談にも、アルツハイマー病の人自身からの相談が増えてきました。

　こうしたなかで、認知症の人自身の思いを知り、耳を傾けることの大切さを教えてくれたのは、オーストラリアで1998（平

成10)年に出版されたクリスティーン・ボーデンさんの『私は誰になっていくの？――アルツハイマー病者からみた世界』です。2003(平成15)年には、日本でも翻訳出版(かもがわ出版刊)されました。クリスティーンさんは日本での出版の際に来日し、自らの経験と思いを語り、多くの人に感銘を与えました。これが、日本で認知症への理解が進むきっかけにもなりました。

しかし、わが国においてアルツハイマー病の本人が語るという決定的な出来事は、2004(平成16)年10月に京都で開催された「国際アルツハイマー病協会第20回国際会議・京都・2004」において、全体会議で2人のアルツハイマー病の日本人男性が、多くの参加者の前で認知症が進むことへの不安、家族への思い、社会的理解などの発言をしたことです。彼らの発言はマスコミでも大きくとり上げられ、認知症への誤解を解き、初期で軽度のアルツハイマー病の人への社会的な関心が高まっただけではなく、同じ思いを抱える認知症の人が、各地で少しずつ声をあげるきっかけとなったのです。家族の会からは、調査に基づいてまとめた『痴呆の人の思い、家族の思い』(中央法規出版刊)が2004(平成16)年に出版され、認知症の人の理解を深める重要な本となりました。

こうしたなか、初期で軽度のアルツハイマー病の人を具体的に支える活動が始まりました。デイケアを行っている福岡県福岡市の「天神オアシスクラブ」、定期的な集いを開いている家族の会広島県支部の「陽溜りの会」、診療所での診察とデイケアを行っている滋賀県守山市の「物忘れカフェ」などです。

そして2006(平成18)年に京都で、全国で初めての「認知症の人　本人会議」が開催されました。マスコミでも広くとり上げられ、本人の意思を尊重することが、認知症介護の原点であり、介護保険サービスの基本と認識されるようになりました。

Q&A ❸ コミュニケーション

Q26 認知症の人に、してはいけないことはありますか？

A 認知症になっても、こころは生きています。最期まで人としての感情、プライドは残っているので、こうした感情に配慮すれば、してはいけないことが思い浮かぶでしょう。

　認知症は、認知機能という知的な働きが衰え一人では生活できなくなっていく状態です。しかし、認知症になっても喜怒哀楽の感情、思いや期待、プライドは残っています。したがって、認知症の人にしてはならないことの第一は、その人の感情を傷つけるような言動をすることです。思いや期待を裏切ったり、プライドを傷つけることがないように気をつけましょう。

　「できないことを無理にさせない。できることをしてもらう」のが、介護の基本です。認知症の人は、言ったこと、みたこと、したことを思い出そうとしてもすっかり忘れていることが多いので、つい「さっき言ったでしょう！」「何度同じことを聞くの？」などと言いたくなります。しかし、できなくなったことを指摘したり無理にやらせようとすると、不愉快になったり、プライドが傷ついて反発したくなるのもあたりまえです。お互いに感情的になって疲れてしまうより、残った機能（残存機能）に働きかけて生活を支えるほうが、平穏に過ごせます。

　たとえば、掃除をしても、以前のように隅々まできれいにはできないかもしれません。「この部屋の掃除をお願いします」と言ってほうきを渡し、終わったら「きれいにしてくれて、ありがとう」と感謝の言葉をかけます。残ったごみを指摘するなどして、できないからと仕事をとり上げないようにしてください。ごみが残っていたら、後で本人のいないところで除くようにすればよいのです。

　誰かの役に立ちたいという思い、特に自分の子どもに何かしてあげた

いという親心は残っているものです。「お茶を入れてくれませんか？」「悪いけど、じゃがいもの皮をむいてください」などと頼んでみるとよいでしょう。

　認知症の人は昔の記憶はしっかりしているものです。現在の首相の名前はわからなくても、戦後の首相の名前を覚えていたりします。昔のことをよく覚えていることも、認知症の人の残存機能の1つなのです。戦後の苦しいが楽しかった思い出や、好きだったり得意だったことを聞いてみましょう。あるいは古い新聞や雑誌を用意して、それを話題に語り合うのもよいことです。思い出の写真で話が盛り上がることもあります。残っているしっかりした記憶のなかで語り合うことは、認知症の人の自己評価を高め、ひいては精神的な安定につながり、認知機能が改善することもあるのです。

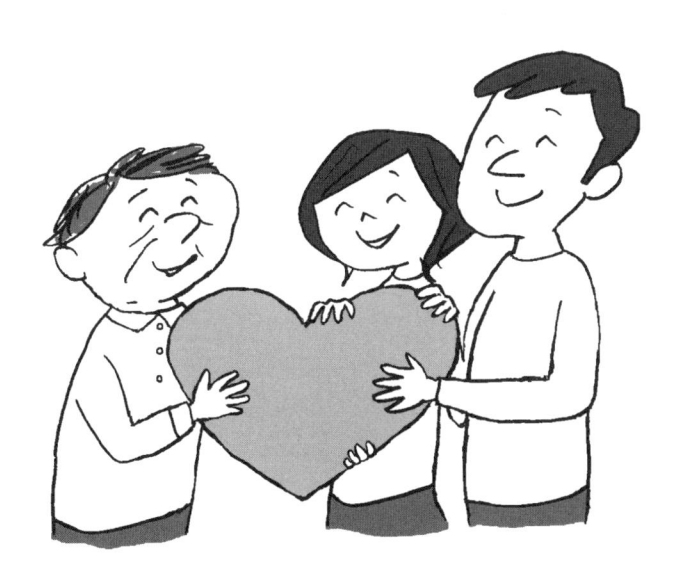

認知症の人の「こころ」を大切にしよう。

Q&A ③ コミュニケーション

Q27 認知症の人と、どのようにコミュニケーションをとったらよいかわかりません。どうしたらよいですか？

A 認知症の人と話す場合は、余裕をもってゆっくり話を聞く姿勢が大切です。言葉によらないコミュニケーションもあります。決して押しつけず、相手の思いを汲みとるようにしてください。

人と人とのコミュニケーションには、言葉、文字、絵、ジェスチャー、表情、身体的な接触などの方法がありますが、通常は言葉によるコミュニケーションが中心です。認知症の人の場合も同じです。

認知症の程度にもよりますが、症状によっては、適切な言葉を失い、自分の言いたいことを伝えられなくなることがあります。自分の思いをうまく話せないと、イライラして落ち着かなくなるのは誰にでもあることですが、特に認知症の人は、暴力的になったり、ひどく落ち込んだりします。そうならないために、聞き手として最も大切なのは、余裕をもつことです。話をせかせたり、さえぎったり、叱ったりせずに、まずは聞く姿勢を示しましょう。認知症の人と視線の高さを合わせ、「ゆっくり聞いています」というメッセージを身体全体で伝えるようにしてください。すると、あせって出なかった言葉が出るようになったり、断片的でも会話が成立するようになります。

ときには認知症の人の言葉を待っているだけでなく、「こういうことを言いたいのかもしれない」と推し量り、「少し寒いのね」とか「散歩に出かけたいのですか？」と言葉を補ったり、ヒントを与えて話の続きを促すようにしてみましょう。この場合も、せかさず、問い詰めたりしないで、ゆっくり待つ姿勢でいましょう。また、相手の言葉を繰り返し、話の内容を確認しながら会話を進めることも有効です。

こちらから発する言葉は、短く簡潔にしましょう。命令口調で話した

り、ばかにするような態度は、認知症の人の尊厳を傷つけ、おびえさせ、悲しい気持ちにさせてしまうので控えてください。

たとえ認知症が進んでコミュニケーションがとれなくなっても、こころは生きていることを忘れず、言葉によらないコミュニケーション、たとえば手を握る、笑顔をみせる、好きな音楽を流すなどの「非言語的コミュニケーション」を活用しながら、和やかな雰囲気づくりを心がけましょう。

介護経験者の声

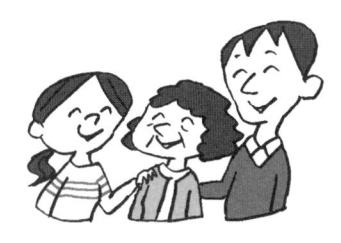

子育ての気持ちでコミュニケーション　　　　Bさん（50歳）

認知症の母とコミュニケーションをとろうと本などで勉強しても、なかなかうまくいきません。そこで私は、子育てしていたころのことを思い出してみました。目をみて、やさしい声で語りかけながら抱き起こしたり、着替えさせたりすると、母もやさしい顔になります。子どもを寝かせるときは、早く寝てほしいと思うとかえってダメだったので、一緒に横になってお話をしたものです。これは母にも通用しました。

ある日、母の脇で横になっているうちに、私のほうがうとうとしてしまいました。それまで大きな声で何か言っていた母の声が、いつの間にか小声になっていることに気がつきました。しばらくそのままにしていると、母は自分の上掛けを私にかけようとし、やがて眠ってしまいました。気のせいか、穏やかな寝顔にみえました。普段は文句ばかり言っている母ですが、昔は子どもの私をやさしく寝かしつけてくれたことを思い出しました。

Q&A ③ コミュニケーション

Q28 おかしな言動が目立つので、注意してみていると、いつの間にか普通の状態に戻っています。その逆もあります。なぜですか？

A 多くの認知症は、すべての認知機能が同じように低下するわけではなく、低下した機能と低下していない機能が混在します。このように部分的に能力が低下する状態を「まだら認知症」と呼びます。

　認知症の人は、最近聞いたことは覚えていなくても、若いころ聞いた話は細かく覚えていて、楽しそうに語ってくれることがあります。失禁していても、上手に野菜を切れる人もいます。

　このように、認知症の人の多くは、低下した機能と低下していない機能が混在している状態にあります（まだら認知症）。

　脳血管性認知症の場合、脳梗塞（のうこうそく）により大脳の一部がダメージを受けるため、低下した機能と低下していない機能が混在していることが多いのです。

　アルツハイマー病の場合は、大脳の機能が全体に低下しますが、初期段階では脳の機能低下は大脳の一部に限定されるため、脳血管性認知症と同じように、低下した機能と低下していない機能が混在します。しかしアルツハイマー病が進行することによって、認知機能の低下が広がり、しだいにできないことが多くなっていきます。

　介護するうえで大切なのは、低下した機能ではなく、低下していない機能に目を向けることです。

　できなくなったことは見守りながら支え、できることはなるべく自分でしてもらうようにしましょう。認知症の人にもできることがあると自覚してもらうことで、本人の自尊心を高め、精神的な安定につながります。結果的に認知機能が維持できたり、改善することもあります。

Q29 おかしなことをしたり言ったりするので、本人に指摘したところ、屁理屈(へりくつ)のような返答が返ってきます。どうしたらよいですか？

A これは自己防衛反応の1つで、自分は間違っていないと自己正当化しようとする気持ちの現れです。認知症の人の主張をいったん受け入れたうえで、穏やかに訂正するとよいでしょう。

軽度の認知症の人は、時々「物がなくなった」と家中を探し回り、嫁が隠した（盗んだ）などと言い張ることがあります。いくら否定しても、本人はそのように思い込み、「自分がなくしたわけではない」と懸命に自己弁護します。

認知症になっても、症状が重くないかぎり、人間としての感情、思い、期待、さらにプライドは残っています。人間としての心理反応もあり、その1つである「自己防衛反応」も残っています。自己防衛のために、「自分は間違っていない。間違っているのは周囲だ」と、自己正当化しようとするのです。

しかし認知症の人はうまく自己正当化することができず、明らかに間違ったことや、取り繕いとしか思えないような反応をしてしまいます。一見もっともらしい理屈を言うことがあり、それを否定したり改めさせようと説得しても、うまくいきません。間違った返答や屁理屈であっても、人間として当然のこころの反応であると理解し、対応する姿勢が求められます。

認知症の人の間違いを指摘したり説得するのではなく、主張をいったん受け入れ、「そうですか、困りましたね。そのようなことをした覚えはありませんが……」と、穏やかに訂正してみるのがよいでしょう。

Q&A ❸ コミュニケーション

Q30 時々、家族の顔がわからなくなります。どのように対応したらよいですか？

A 認知症が進むと、家族の顔もよくわからなくなります。そうなったら、こちらから妻だとか子どもだとか話してみましょう。一時的にせよ、記憶が戻ることがあります。ただし、あまりしつこく説明するのは避けてください。

　軽度の認知症では、新しいことを忘れても、古いことはよく覚えているものですが、重度になると、古い記憶まで忘れてしまいます。

　古い記憶の１つが家族の顔です。アルツハイマー病のような進行性の認知症、あるいは重度の脳血管障害による認知症では、別居している子どもたちのことをわからなくなることがしばしば起こります。ときには一緒に住んでいる家族の顔すらわからなくなってしまいます。その前に、イメージとして家族の顔はわかっても、名前を忘れてしまう時期があります。

　長年、生活をともにした家族の顔がわからなくなることは、家族にとって寂しく、つらいことです。そのため家族は懸命に説明を試み、家族であることを思い出させようとします。それによって認知症の人も一時的に思い出すこともありますが、じきにまた忘れてしまい、何となく会ったことはある気がしても、どこの誰だかわからなかったり、まったく知らない他人だと思ってしまいます。長年一緒に暮らしてきた家族にとっては大変なショックでしょうが、重い認知症の人は家族の顔まで覚えていられず、さまざまな記憶が薄れ、消えていくようです。

　しかし、認知症の人にもこころ（感情や感性）は残っています。大切なのは、こころの安定です。家族であることはわからなくなっても、自分のことを心配し世話をしてくれる「親しい人たち」が周りにいるという思いをもってもらうことが大切です。家族としては、考え方を切り替

えることは難しいかもしれませんが、「親しい人」のふりをしながら、思いやりのある言葉をかけ、認知症の人の好きな食べ物を用意し、若いころの写真などをみながら昔の話を聞くなどして、穏やかに和める雰囲気をつくる工夫をしてみてください。

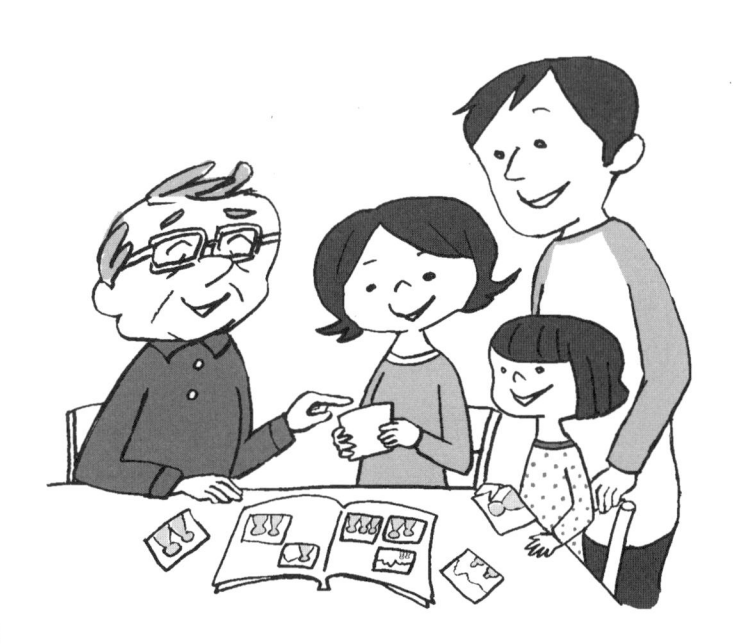

周りに親しい人がいる安心感をもってもらうことが大切。

Q&A ❸ コミュニケーション

Q31 何を言っているのか、聞きとれません。どうしたらよいですか？

A 言いたいことははっきりしていても、発音が悪くて聞きとりにくい場合と、言いたいことがはっきりしない場合があります。どちらの場合でも、せかさずゆっくり聞く姿勢で臨みましょう。

　認知症の人の話が聞きとりにくい原因として考えられることは、2つあります。1つは、言いたいことははっきりしているのに、歯が欠けていたり、脳血管障害による発語に関係する神経の麻痺のために発音がはっきりせず、聞きとりにくい場合です。もう1つは、言いたいことが適当な言葉にならず[*1]、結果的に何が言いたいのかはっきりしない場合です。どちらが原因なのかの判断は家族には難しいかもしれませんが、歯が欠けている場合はまず、義歯（入れ歯）をつけて発音が変化するか確かめてみましょう。また脳血管性認知症で、右利きで右側の手足が動きにくい人は、発音が悪くなることが多くなります[*2]。これは発音に関係している、のどの筋肉に運動障害が起こるためです。ゆっくり話してもらい、集中して聞くことを心がけると、話を理解できるようになります。

　しかし認知症が進むと、言葉に関する障害が出てきます。言いたいことははっきりしているのに、それにふさわしい言葉がみつけにくくなります。たとえば「箸で食べたい」と言いたいのに、「ハサミで食べたい」と言ってしまうことがあります。さらに認知症が進むと、言いたいこともはっきりしなくなり、言葉は出ていても、単語がバラバラで文章にならず、何を言っているのか、何を言いたいのか、周囲の人にはほとんど理解できないこともあります。

　認知症の人の言葉が聞きとりにくい原因はさまざまですが、家族は「何を言っているの？　もっとはっきり言いなさい」と叱ったり、せかせた

りしないようにしましょう。「あなたの言うことをゆっくり聞いていますよ」という態度を示しながら、余裕をもって聞くことが大切です。また、言いたいことを推測して「お腹がすいたのね」「トイレに行きたいのですか?」と言葉を補ったり、ヒントとなる言葉を添えると、お互いに理解しやすくなるかもしれません。

　毎日のことなので、家族にとっては面倒で、ゆっくり聞くのは大変かもしれませんが、認知症の人の言葉をしっかり聞こうとする気持ちは、忘れないようにしてください。

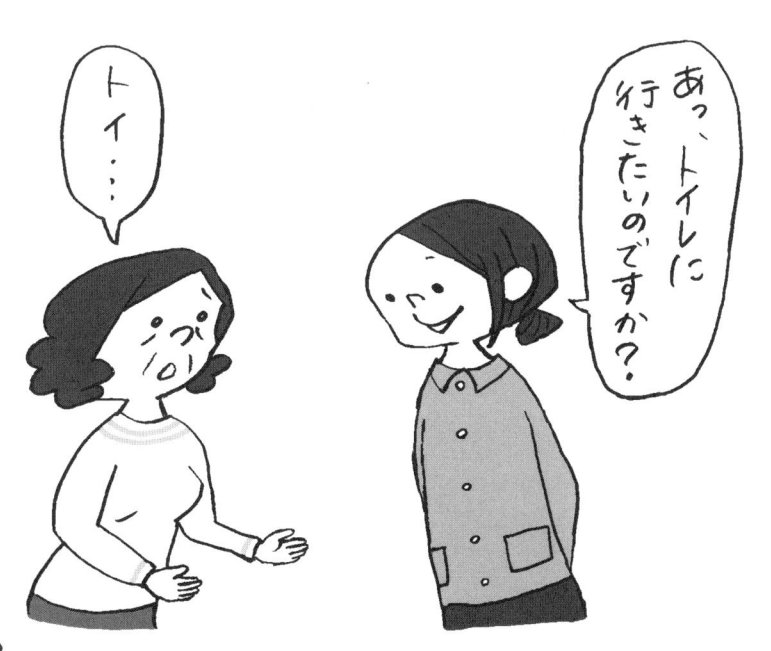

---

*1：この種の失語を運動失語、相手の言葉が理解できないことを感覚失語といいます。
*2：左利きの人の場合は左側に麻痺があると発音が悪くなることが多く、これを構音障害といいます。

言葉を補ったり、
ヒントとなる言葉を添えてみましょう。

Q&A ❸ コミュニケーション

Q32 自分からは話さなくなってしまいました。どうしたら話すようになりますか？

A 原因としては、認知症が進みコミュニケーションがとれなくなっている場合、うつ状態で話す気が起こらない場合、難聴で会話が聞こえづらくなっている場合などが考えられます。原因に応じて対応を考えましょう。

● **認知症の場合**

　自分のこと、周囲のことがよくわからなくなり、また言葉も忘れがちになってきたために、会話が断片的になったり、つながりがなくなり、何を話しているのかよくわからない状態になります。しかし、言葉がまったく失われたわけではなく、残っている言葉も多くあります。

　残った言葉を知り、「寒くないですか？」などと聞いてみて、家族が話していることをどの程度理解できているのか確かめながら、言葉でのコミュニケーションを試みてみましょう。話がわからないからといって、認知症の人を無視しないようにしてください。

● **うつ状態の場合**

　気分が落ち込み、食欲が低下し、行動が緩慢になって、不眠にもなります。こうしたうつ状態になると、自分から語ることは少なくなり、たまに話しても「頭が重い」「眠れない」「死んでしまいたい」などと悲観的な言葉を繰り返し、会話も断片的になりがちです。しかし、うつ状態でも会話はできます。気持ちを明るくしようと「もっと元気を出して」と励ましたり、「はっきり話しなさい」などと説得することは避け、そばでゆっくり話を聞く姿勢を示しましょう。そうすれば、やがて話し始めてくれるようになるでしょう。

● **難聴の場合**

　意外に見過ごされがちですが、難聴の場合もあります。難聴になると

相手の話が聞こえにくいため、自分から話すのをためらい、言葉が減っていきます。周囲の人は、テレビを大きな音にしていたり、そばで話しかけているのに反応がないことなどで気づくでしょう。その場合、耳元でゆっくりはっきりと、相手の聞きとりやすい音の高さで、できるだけ短文で、言葉をかけるようにします。また、相手の話が聞きとりにくくても、こちらが耳を傾ける姿勢を示すことで、会話が増えます。

　さらに、補聴器を使うことを勧めてみましょう。高価ではありますが、最近のデジタル式補聴器[*1]には認知症の人に適したものもあります。耳鼻科を受診して難聴の原因と程度を診断してもらい、どのような補聴器がよいか、相談するとよいでしょう。直接、補聴器専門の販売店に出向いてもかまいません。

---

*1：マイクロコンピュータ内蔵で、人の言葉を選択的に増強する機能があり、雑音が少なくなります。

介護経験者の声

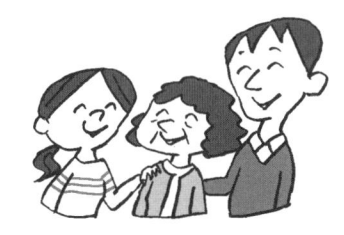

一番つらいのは、会話がなくなったこと ……… Cさん（50歳）

　2年前にアルツハイマー病と診断された72歳の母は、最近、めっきり言葉数が減り、会話もなくなりました。気持ちまで通わなくなってしまったように思え、悲しくなります。ただ、怒りの言葉（「嫌い」「バカ」「やめて」など）は忘れていないので、時々わざと嫌なことをして、言葉を発するよう促すことさえあります。

　母も思いが相手に伝わらず、私以上につらい思いをしているかもしれません。たとえ会話ができなくても、私のおしゃべりを聞くことで、少しでも和んでくれるとよいのですが……。

Q&A ❹ 性格の変化

Q33 認知症になって、人柄が変わってしまいました。どう対応したらよいですか？

A 認知症になると、人柄（性格）が変わる場合があります。これは認知症に伴うこころの変化と考えられます。変わってしまった人柄を元に戻すのは難しいので、変化によって生じる問題が少なくなるように対応しましょう。

　人間の人柄（性格）とは何でしょう？　簡単にいうと「さまざまな状況におかれたときのこころや行動の一定の反応パターン」と考えられます。些細なことですぐ怒る短気な人もいれば、あまり気にしない大らかな人もいます。物事を悪いほうに考える悲観的な傾向の人もいれば、何とかなると楽観的にとらえる人もいます。

　人柄は、もって生まれた先天的なものと、後天的なものがあります。人柄は変わりにくいものですが、さまざまな人生経験によって変わることもあります。通常、人は状況判断をしながら、人柄の現れ方をある程度理性的にコントロールしています。

　人柄が変わってしまう症状は、認知症が軽度の段階でも出ることがあります。認知症という病気のために、この理性的なコントロールができにくくなり、人柄が変化したようにみえるのではないかと思います。人柄が変わるといっても、元からある人柄がより強く出るケース（例：自己中心的な人がますます自己中心的になる）、より弱くなるケース（例：大ざっぱな人がますます些細なことを気にしなくなる）、変わってしまうケース（例：温和な人が勝気な人柄になる）などがあります。また、性格の現れ方は環境によって異なることがあり、家庭では自己中心的な認知症の人が、デイサービスや介護福祉施設ではものわかりのよい人にみえることもあります。

　認知症の原因となる病気の種類によって、性格変化の現れ方が異なる

ことも多く、脳血管性認知症では周囲や自分に無関心に、ピック病ではずぼらになる傾向があります。

いずれにしても、一度変化してしまった認知症の人の人柄を元に戻したり、変えることは難しいでしょう。生活の場を変えるなど、人柄の変化によって問題となる行動を現れにくくする方法を工夫しなければなりません。

Column　認知症を扱った小説・映画

認知症の人と介護する人を中心とした実録が多数出版されていますが、小説や映画のテーマにもしばしばとり上げられています。書店などで入手しやすい作品をご紹介します。

📖 小説『恍惚の人』（有吉佐和子作／新潮文庫／660円）

認知症の人とその家族の姿を描き、1972（昭和47）年の発表当時、大きな話題となりました。森繁久彌主演で映画化。認知症を扱った作品の先駆け的存在です。

📖 小説『明日の記憶』（荻原浩作／光文社文庫／650円）

若年期アルツハイマー病の夫と、夫を支えともに喪失を乗り越えようとする妻の情愛を描き、山本周五郎賞を受賞。2005年本屋大賞でも第2位になっています。渡辺謙、樋口可南子主演で映画化。

📖 小説『忘れても、しあわせ──認知症の義母と暮らして』
（小菅もと子作／角川文庫／620円）

同居した義母のアルツハイマー型認知症発症によって起こる、さまざまな困惑を描いた作品です。『折り梅』のタイトルで映画化。

💿 映画(DVD)『殯の森』（河瀨直美監督／NHKエンタープライズ／4,935円）

カンヌ国際映画祭グランプリ受賞作品。奈良の山間部の美しい風景を背景に、妻を亡くしグループホームで暮らす男と介護福祉士の関係を中心に、生と死を静かにみつめた物語です。

※価格はすべて税込。

Q&A ❹ 性格の変化

Q34 悲観的なことばかり言います。どうしたら明るい話題になりますか？

A 認知症の人は周囲のことだけでなく自分自身についてもよくわからず、これからどうなるのか不安になり、物事を悲観的にとらえがちです。そのようなときは、激励するのは控え、話を聞くようにしましょう。

認知症の人はもの忘れが進んでくると、今どのように生活しているのか、自分と周囲との関係はどうなのかなどが、よくわからなくなってきます。さらに、自分の将来について想像することや判断することができにくくなります。

現在のことも将来のことも、よくわからなくなれば、不安になるのは当然でしょう。そうした状況にいると、どうしても物事を悲観的にとらえがちになり、「お金がなくなってしまう」「私はこれからどうなるの？」「死んでしまいたい」といった話が多くなるのも仕方ありません。

これに対して、「そんなことを言ってはダメ」「元気を出しましょう」と頭から否定したり激励しても、認知症の人に「自分のことをわかってくれない……」と思わせるだけで、ますます悲観的になってしまう恐れがあります。

とにかく、認知症の人の話に耳を傾けてください。必要以上に心配している、将来ありそうもないことを悲しんでいると思っても、とにかく話を聞き、「そうですか。それは悲しいですね」「困ったことですね」と、共感の相槌をうつことです。そのうえで「でも、そんなことはないと思いますが……」と認知症の人の思いを遠まわしに改めるにように話しかけるのがよいでしょう。

もっとも、もの忘れのない人のうつ状態とは異なり、認知症の人の場合は、言葉による人間関係の積み重ねがつくりにくいので、何度も同じ

ことを聞き、相槌をうつことになるかもしれません。言葉だけでなく、認知症の人がこころ和む雰囲気をつくることが大切です。あるいは、それとなく話をそらしてみるのもよいかもしれません。

　認知症の人すべてが悲観的になるわけではありません。もの忘れがひどくても、自分のことには無頓着(むとんちゃく)で、将来のことをあまり気にかけていない人もいます。

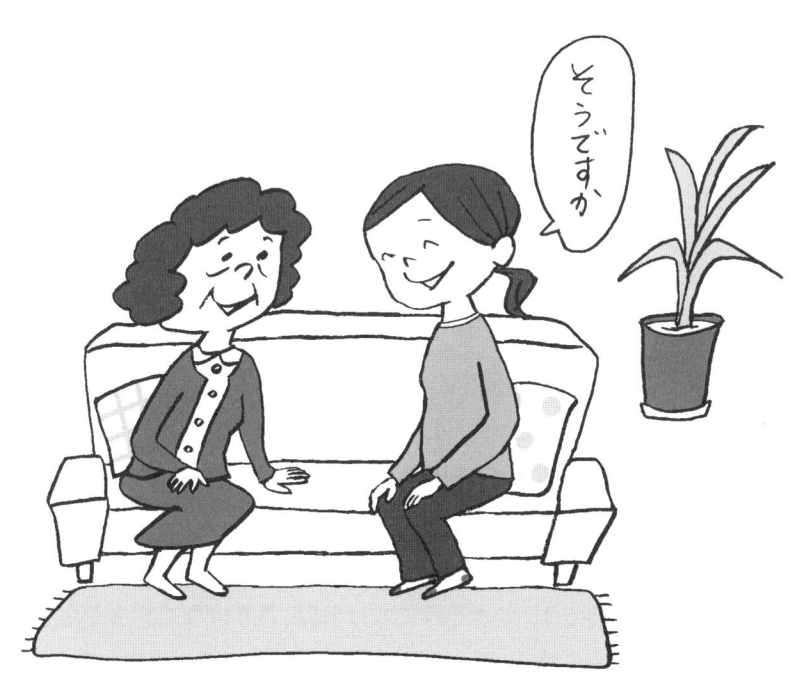

そうですか

むやみな激励は控え、
共感の相槌をうちましょう。

Q&A ❹ 性格の変化

Q35 気持ちを明るくさせるには、どうしたらよいですか？

A 認知症になるとできないことが多くなりますが、できることもたくさん残っています。それをみつけて、できることは自分でやってもらうようにすると、自信が出て明るくなるかもしれません。

　認知症の人が悲観的なことばかり話し、落ち込んでうつ状態にあるからといって、言葉で激励しても、逆効果のことがあります。「自分のことをわかってくれない」と思うからです。

　認知症によって、できないことは増えていきます。やりたくてもできなくなっていく、つらい気持ちを無視されたり、できないことを無理にさせられるのは、認知症の人にとって不愉快なものです。さらに、困惑を深めたり、気持ちが落ち込む原因にもなります。

　できないことではなく、できることに目を向けてみましょう。認知症になってもできることはたくさんあるはずです。たとえば、すべての料理を一人ではつくれなくても、ほうれん草を洗ったり大根を切るのは上手にできたりします。庭全体の管理はできなくても、花に水をやることはできます。できないことではなく、できることを1つでも2つでもみつけておくのです。そして、何かしてもらっているときは、その人のペースを大切にしてください。

　しかしときには、できると思っていたことができないこともあるので、常に見守りが必要です。できそうになければ、さりげなく話をそらしたり、別のことをしてもらうとよいでしょう。大切なのは、認知症の人ができないことで落胆しないように、そっとカバーすることです。

　もの忘れがありますから、言葉によって安心させたり励ましたりするのは、あまり効果的ではありません。できることをみつけて実際にして

もらい、一緒に楽しみ喜び合うことで、認知症の人も結果的に明るく、元気になることが多いようです。また、認知症の人がよく覚えている昔のことを聞いたり、得意なことを教えてもらうのも、気持ちを明るくすることにつながるでしょう。

介護経験者の声

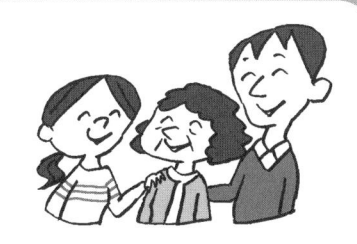

母の買ってきた物が、部屋を占領　　　　　　Dさん(52歳)

　母は明るく几帳面(きちょうめん)でしたが、2年前から、すぐ怒るようになり、それがきっかけで私と妹は家を出ました。その後、かかりつけの医師から、認知症の初期かもしれないと言われ、心配になって久しぶりに母の家に行って驚きました。家の中は、母が買ってきた物であふれ、押し入れに入りきらない物が、3つの部屋を占領していたのです。

　母自身、もの忘れが多くなり、何となくおかしいと気づいているようですが、私たち娘に間違いを指摘されると、プライドを傷つけられるのか、怒り出します。そのため、まずは母との関係をよくすることから始めました。お茶などを飲みながら昔話をすると、少しずつ気持ちがほぐれてきます。とんちんかんな話や間違った話も混ざりますが、いちいち反論せず、母が話したいように話してもらい、うなずきながら聞きました。聞く姿勢が大切なようです。

　部屋を埋めつくした物は、捨てるとは言わず、「これ、いいわね」とほめては、「貸してもらえる?」「少し分けてもらえない?」などと言って、少しずつ持ち帰りました。物を買い込むのは、一人きりの不安を解消するためだったのかもしれません。

Q&A ⑤ 日常生活（お金）

Q36 大切な財産を、どう守ればよいですか？

A 認知症が進行すると、財産の管理が難しくなります。まずは不動産や預金、現金、株券などを確認しておきましょう。「成年後見制度」や「日常生活自立支援事業」の利用を検討するのもよい方法です。

認知症の人の財産については、さまざまな問題が起こっています。認知症とわかっていながら高額な商品を買わせる悪質な訪問販売、振り込め詐欺、子どもや親戚が多額の財産を勝手に使ってしまうなど、社会的な事件になったものもあります。

認知症が進行すると、自分にどんな財産が、どこに、どれだけあるのか、またどのように使えばよいのかなどがわからなくなります。そのため本人に判断力があるうちに、家族は本人や周囲の人（ほかの家族など）の理解・同意を得て、認知症の人の不動産、預金、株券、年金、現金がどれくらいあるのかを明らかにしておくとよいでしょう。さらにこうした財産が認知症の人に不利に使われることがないように、財産を守るための制度の利用を検討することをお勧めします。

● **成年後見制度**

2000（平成12）年に導入された「民法」の制度です。20歳以上の認知症や知的障害などで判断力が低下した人の、生活と財産を保護し、本人のために、また本人の希望するように使うためのもので、「法定後見制度」と「任意後見制度」があります。

法定後見制度では、判断能力の程度により、後見・保佐・補助の3類型に分類され、家庭裁判所が、成年後見人・保佐人・補助人のいずれかを選任します。こうした後見人をおいた場合、以後は後見人の承諾を得ないと、土地などの重要な財産を処分することができなくなります。家

族が後見できるとは限りません。

手続きに3～6か月と時間がかかる、10～20万円の鑑定料がかかるなど、使いやすい制度ではないとの声もありますが、認知症の人の生活を最期まで守るためには、利用する価値があるといえるでしょう。

● **日常生活自立支援事業**

1999（平成11）年から市区町村の社会福祉協議会が行っている事業で、認知症の高齢者、知的障害者、精神障害者などが対象です。事業の内容は相談と援助で、援助としては「日常的金銭管理サービス」や「日常生活支援サービス」があります。本人、家族、代理人などが申請し、相談に応じて調査を行い、支援計画を作成し、契約を結びます。支援計画に基づいて、金銭管理や福祉サービスの利用手続きを、生活支援員が本人に代わって行うなどの援助にあたります。

しかし、認知症の人との契約が必要であること、サービスを受ける場合に利用料（郵便局でお金を下ろすなど、日常的な金銭管理で1時間1,200円程度）がかかること、また事業自体がまだ一般的によく知られていないことから、利用者はあまり多くありません。

成年後見制度（法定後見制度）　手続きのながれ

① 本人住所地の家庭裁判所へ申し立て
▼
② 家庭裁判所の調査官による事実調査：申立人、本人、成年後見人（保佐人、補助人）候補者が、家庭裁判所で事情を聞かれる。
▼
③ 本人の精神鑑定
▼
④ 審判：申し立てから、3～6か月以内に行われる。
▼
⑤ 審判の告知と通知：家庭裁判所から審判書謄本が発行される。
▼
⑥ 法定後見開始

※詳しくは、お近くの家庭裁判所にお問い合わせください。

Q&A ⑤ 日常生活（お金）

Q37 預金通帳や財布をしまいこんで、すぐに忘れてしまいます。どうしたらよいですか？

A 預金通帳や財布をしまった場所を頻繁に忘れるようなら、家族が預かっておきましょう。その際、「預り証」のような紙を渡しておくと問題が少なくなるかもしれません。

　認知症の症状が進むと、食べ物とお金に対する執着が強くなります。抽象的なものは当てにならず、具体的なものへの関心が高まるためと思われます。特にお金のことが気になって仕方がなくなる人が多いようです。現金、預金通帳、株券、年金証書などを常に持ち歩くこともあれば、盗まれては困ると他人にわかりにくいところ（タンスの奥、カーペットの下、冷蔵庫の中など）に隠すこともあります。しかし、しまった場所を忘れるばかりか、隠したこと自体を忘れてしまうため、本人は「なくなった」と大騒ぎして自分の居室だけでなく、夜間に家中を探し回ります。孫の部屋まで探しに入り、孫との関係が悪くなることもあります。

　また、離れて暮らす子どもに電話をかけ、「嫁が通帳を持って行った」と非難することがあります。中心になって介護をしている身近な人が疑われることが多く、周囲の人がいくら否定しても納得しません。これは、認知症の症状の1つである「物盗られ妄想」です。預金通帳を再発行しても繰り返し同じようなことが起こり、介護する人が最も困惑する問題の1つでしょう。だからといって、そのままにしておくわけにはいきません。

　探すときのポイントは、叱らずに、本人と一緒に探すようにすることです。家族だけでみつけて本人に差し出すと、「やはり盗ったのだ」などと言われるかもしれないので、みつけたらわかりやすいところに置いて、本人に発見させるようにしてください。認知症の人は「自分が忘れていた」とは言わず、たいてい「どうしてこんなところにあったんだろう？」

と言うと思いますが、そのときも家族は「どうしてこんなところに置いたんですか？」「自分で置いたくせに、忘れちゃって困るわね」などと非難せず、「みつかってよかったですね」と共感する言葉をかけるようにしてください。

しかし、頻繁に通帳や財布をなくす場合は、家族が預かっておく必要があります。その際は言葉で説明してもすぐに忘れてしまいますから、「預り証」のようなものを渡して、しまう場所を一緒に確認しておくとうまくいくかもしれません（もっとも、この「預り証」の存在自体を忘れてしまうので、何枚もつくることになるかもしれませんが……）。

そのほかの方法としては、毎日少額の現金を渡す、必要時に必要額を渡し小遣い帳に記帳してもらう、などがあります。

「物盗られ妄想」は、認知症が軽くても起こる難しい症状です。

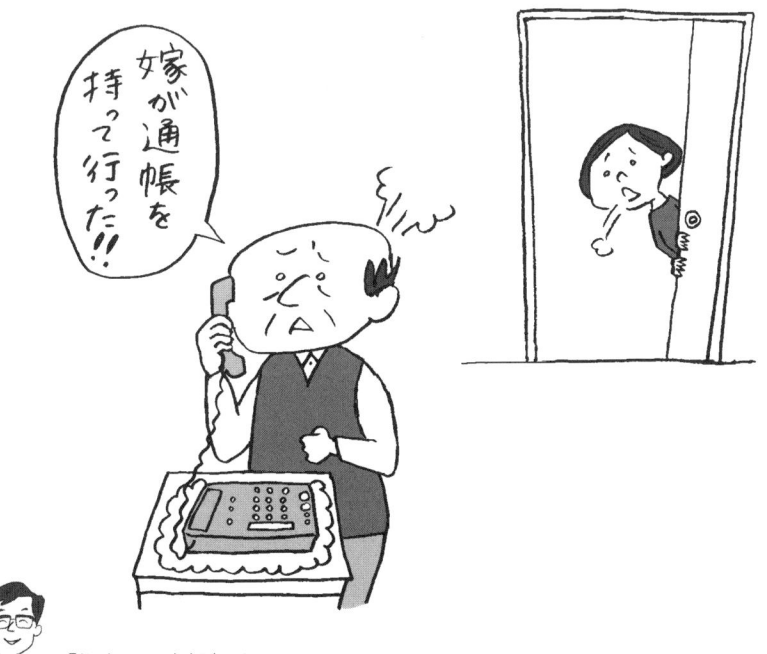

「物盗られ妄想」は、認知症が軽度でも起こります。

Q&A ⑤ 日常生活（お金）

Q38 訪問セールスなどで不要な物を購入してしまいます。どうしたらよいですか？

A 購入したことを速やかに察知できるよう、家族で話し合っておきましょう。もし購入してしまっても「クーリングオフ制度」*1 があり、認知症の場合、一定の期間を過ぎても解約できることがあります。

　最近、一人暮らしや認知症の高齢者をねらって高額の品物を大量に買わせたり、言葉巧みに必要のない家屋修理の契約を結ばせるなどの悪質な事件が増えています。これを未然に防ぐのはかなり難しく、家族は事後処理に回ることが多いようです。

　こうしたことが起こった場合、家族がすぐに気づくようにしておきたいものです。見慣れない物がないか、大量に置かれている物はないかなど、家の中の変化に注意するとともに、家族で確認し合うことも必要です。認知症の人に「セールスなどには注意するように」と話しても忘れてしまうので、「何かを買うときは家族の誰かに連絡すること」と書いた紙を玄関のよくみえるところに張っておいたり、多額の現金や預金通帳を持たせないようにしてください。

　認知症の人が離れて暮らしている場合は、頻繁に電話をかけ、購入や契約の事実がないか確かめます。しかし電話では十分確認できないので、ときには家まで行って確かめる必要があるかもしれません。可能なら認知症の人の預金通帳を確認して、不自然な支出がないかを調べるのもよいでしょう。

　もし、不要な商品や契約であれば、クーリングオフ制度を利用できます。ただし解約するためには、原則として8日以内に書面で解約の意思表示をしなければなりません。未成年者、知的障害者、認知症の人などについては、この8日を過ぎても解約が可能なことがありますので、各地に

ある「消費生活センター」などに早めに相談しましょう。

　こうした経済的な被害を防ぐための最も確実な対策は、「成年後見制度」（88ページ参照）を利用して、認知症の人に後見人をつけ、本人の生活と財産を保護するようにしておくことです。

＊1：英語の「きれいにする」という意味で、「特定商取引に関する法律」による制度です。消費者が購入後、一定の猶予期間中に無条件で解約できるとしています。

クーリングオフ制度　手続きのポイント

　認知症の人の場合、購入からどのくらいの期間、クーリングオフ制度の利用が認められているかの、法的な条文はありませんが、できるだけ所定の期間内に手続きをしましょう。

＜利用のポイント＞
- Point1　販売事業者に対して、必ず書面で通知する。
- Point2　できるだけ「内容証明郵便」で発送する。
- Point3　記入した用紙の控え（コピーでもよい）をとっておく。
- Point4　クレジット契約をしたときは、クレジット会社にも同様の内容を出しておく。

＜通知例＞

```
　　　　　　契約解除（申込み撤回）通知
　　購入者住所
　　ＴＥＬ・氏名　　　　　　　　　　　　　　㊞
被通知人
〇〇県〇〇市〇〇町〇〇番地
〇〇〇〇株式会社
　代表取締役〇〇〇〇殿
　　平成〇年〇月〇日付で貴社のセールスマン〇〇氏｛と締結した／に申し込んだ｝（商品名）の購入契約（申込み）を「特定商取引に関する法律」第九条の規定に基づき｛解除／撤回｝します。
なお、セールスマンが置いていかれた商品は、お引きとりいただき、支払った〇〇円を返金してくださるようお願い申し上げます。
　　　　　　　　　　　　　　　　　　　平成〇年〇月〇日
```

Q&A ⑤ 日常生活（買い物）

Q39 一人で買い物に行っても、おつりの計算ができません。どうしたらよいですか？

A 認知症の人は買う物を選ぶことはできても、つり銭の確認ができにくくなります。よく行くスーパーや商店があれば、家族が店員に説明し、認知症の人のことを知ってもらうようにしましょう。

　認知症の人でも、行き慣れたスーパーや商店では、間違わずに一人で買い物ができることがあります。しかし認知症が進み、もの忘れや計算能力が低下すると、必要な物を買わずに必要のない物を買ったり、1つの物を大量に買ったりします。またレジでの支払いが難しくなり、つり銭の確認ができないこともあります。

　認知症の人は、値段を言われても高いのか安いのか、間違っているのか判断できなくなります。支払いやつり銭の確認も難しくなり、数十円の買い物をしても1万円札や5,000円札を出すようになります。特に紙幣と硬貨を組み合わせて支払うことはできなくなるでしょう。

　できれば、認知症の人がいつも行くスーパーや商店に、一度、家族が出向き、店長などに認知症の人の状態を話して、本人はつり銭の計算ができないので、店員にうまく対応してもらえるよう、お願いしておくとよいでしょう。

　また、認知症の症状によっては、代金を支払わずに商品を持って帰る「万引き」をするケースがあります（ピック病の人に起こりやすい症状です）。本人には万引きの意図はなく、買い物をしたら代金を払うということがわからなくなっているのです。そのため店の人や家族にとがめられても、万引き的な行為をしたことさえ忘れ、「そんなことはしていません」と自己弁護の言葉が返ってくるだけです。また、事実を説明し再び同じことをしないように注意しても、「私がそんなことをするはずがありませ

ん」と言います。しかしまた、同じことを繰り返すのです。そうなれば、警察沙汰にされてしまう恐れがあり、家族が困惑するだけでなく、認知症の人が周囲から信用をなくしてしまいます。

店長など店の責任者に家族から、認知症のためにそのような行為をしてしまうことを説明し、代金を払わずに品物を持って行くことがあったら、すぐに家族に連絡してもらうようお願いします。家族が店の人に事情を説明しておくことで、トラブルが未然に防げることが多いのです。

最近は、地域全体で認知症を理解し、認知症の人を支えようとする動きが各地で始まっています。その一例として、厚生労働省が推進している「認知症サポーター100万人キャラバン」があります。これは、認知症になっても安心して暮らせるまちづくりをめざした取り組みです。

Column 認知症サポーター

厚生労働省の「認知症を知り地域をつくる」キャンペーンの一環で、全国で100万人の養成をめざして始まった活動ですが、2012年(平成24年)3月末現在、サポーターは330万名以上にのぼっています。

全国キャラバン・メイトが開く「認知症サポーター養成講座」を受けた人が認知症サポーターとして登録されます。サポーターになったからといって、しなければならないことなどの決まりは、特にありません。認知症という病気を知り、本人やその家族を温かく見守る応援者として、店や駅で困っている人の手助けをしたり、自分の知識を友人や家族に伝え、認知症に対する理解者を増やすなど、できる範囲で活動します。養成講座に参加した人には、認知症サポーターの証しとして、「オレンジリング」(ブレスレット)が配られます。

「認知症サポーター養成講座」の開催については、お住まいの市区町村の社会福祉協議会などへ、お問い合わせください。

Q&A ⑤ 日常生活（そのほか）

Q40 火の不始末が心配です。どうしたら安心ですか？

A 認知症の人はもの忘れや判断力の低下のため、ガスの消し忘れなど火の不始末を起こしやすくなります。まず、どのようなものに注意しなければいけないのかを知り、適切な対応を考えましょう。

認知症が軽度でも、火の不始末を起こすことがあります。鍋を焦がすだけにとどまらず、台所でボヤを出すなど火事につながりかねない危険もあります。特に一人暮らしをしている認知症の人の家族にとっては、大きな心配事です。

● **ガスコンロ**

ガスコンロの火の不始末については、認知症の程度によって対応が異なります。時々、鍋を焦がす程度であれば、台所の目につきやすいところに「火の用心」と書いた紙を張っておくだけで効果があるかもしれません。それでも火の不始末があるときは、外からガス栓を止めてガスを使えないようにするか、直火を使わない電磁調理器（IHクッキングヒーター）に換えるとよいでしょう。もっとも、認知症の人にとって、こうした新しい電化製品は使い方がわかりにくいので、できるだけ操作が簡単な物を選び、一人で使えるかどうか確認しておく必要があります。

火災報知器も設置するようにしましょう。

● **タバコ**

認知症の人の火の不始末で、もう1つ心配なのがタバコです。タバコの火で畳やカーペットを焦がしてしまったり、火が消えたことを確かめずに捨てるといったことが、日常的に起こる可能性があります。寝タバコの問題もあります。いずれも、言葉で注意しても効果はないでしょう。

タバコをとり上げても、すぐ新しいタバコを買うことができますし、

ライターも容易に手に入ります。無理にタバコをやめさせるのではなく、家族の目の届くところでタバコを吸ってもらうのがよいかもしれません。灰皿は通常より大きな物にして水を張る、部屋の中に水の入ったバケツを置くなどするのもよいでしょう。

　仏壇のローソクは電灯式にしましょう。

　しかしそれでも、火の不始末に関する家族の心配は、なくならないかもしれません。

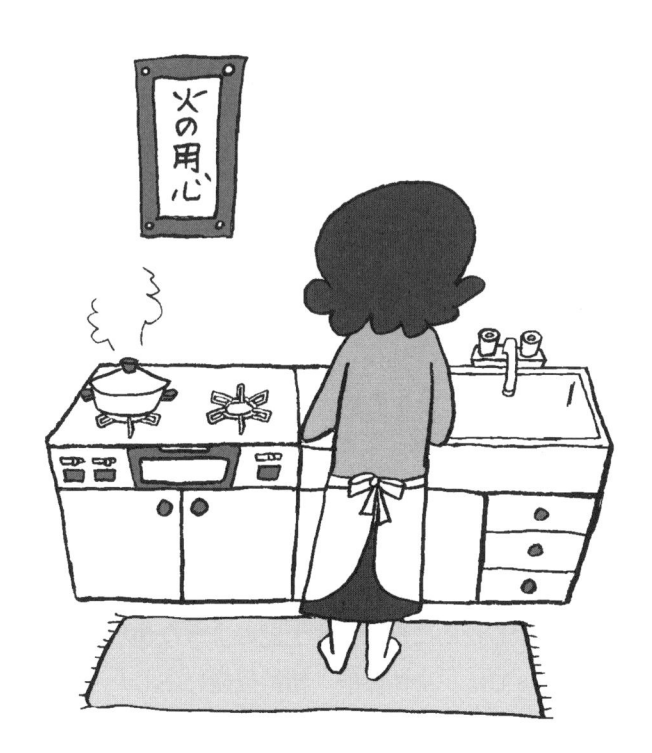

台所に、「火の用心」と書いた紙を張ってみましょう。

Q&A ⑤ 日常生活（そのほか）

Q41 最近、家の中で何度も転倒するようになりました。どうしたら転倒を防止することができますか？

A 転倒には、身体要因、精神要因、環境要因が関係します。転倒が多くなった原因がどこにあるのかは、医師による診察と家族による判断とを合わせて対応しなければなりません。

身体要因としては、脳梗塞を発病し軽い片麻痺がある場合や、脳の細い血管がいくつか詰まる多発性脳梗塞などが考えられます。また、脳梗塞による半盲（視野の半分がみえなくなる障害）や、白内障や緑内障による視力低下・視野狭窄（視野がせまくなる障害）が原因で障害物がみえづらく、つまずいて転倒することがあります。さらに、変形性膝関節症による痛みで歩きにくくなったり、加齢による筋力の低下で足が上がりにくく、転倒につながることもあります。それぞれの身体要因に応じた治療が基本ですが、治らないことも多いので、環境整備や転倒予防の用具を使うことをお勧めします。

精神要因としては、認知症による判断力の低下、うつ状態による集中力の低下などが原因になります。

環境要因としては、磨きすぎて滑りやすい廊下、手すりのない階段や浴室、段差の大きい玄関、部屋のしきい、暗い部屋、じゅうたんやカーペットのたるみ、バラバラになった電気コード、床に乱雑に置かれた新聞や座布団などが、転倒の危険を高めると考えられます。

転倒を防止するためには、まず上記のような環境要因を改善しましょう。場合によっては、身体機能、精神機能に応じたリフォームが必要になるかもしれません。また、転倒予防のための杖、歩行器、めがねなどを使ってみるのもよいでしょう。

Q42 鍵をかけずに外出してしまうので、空き巣に入られないか心配です。どうしたら防げますか？

A 鍵のかけ忘れを防ぐ工夫や、空き巣に入られても大切な物が盗まれないような注意が必要です。

空き巣に入られないように、まずは外出時や夜間に鍵をかける習慣をつけましょう。

鍵は、マンションのドアのように1つだけにして、わかりやすく簡単にかけられるようにします。そして、扉の内側に「外出時は鍵をかけましょう。鍵は財布に入れましょう」と書いた紙を張っておきます。こうして、鍵をかけることと、鍵をなくさないことに注意を促します。

認知症の人の場合、鍵を持ち歩くことでなくしてしまったり、開け方がわからなくなるというトラブルも多いので、場合によっては、鍵は使わないほうがよいかもしれません（この場合、大切な物は、できるだけ家に置かないようにします）。防犯上は危険かもしれませんが、鍵をなくすトラブルは少なくなるでしょう。

もう1つの対策として、家にある大切な物の保管方法を考える必要があります。一般的にはタンスの奥や金庫などですが、これも安全とはいえません。小さな物なら別居している家族が預かって、必要なときに認知症の人に渡すのがよいでしょう。現金や預金通帳などもこの方法が有効です。しかし、こうした方法は認知症の人にとっては理解できず、「お金がない」「盗まれた」と不安が増大したり、他人を責める原因になることもあります。

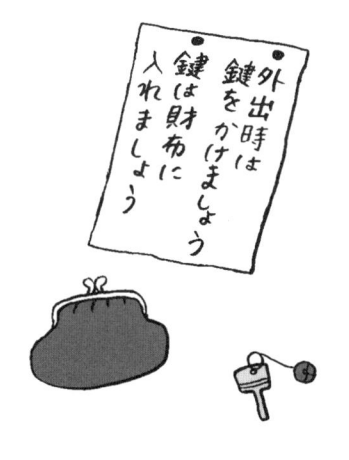

Q&A ❺ 日常生活（そのほか）

Q43 電話や来客の伝言を、家族に伝えられません。どうしたらよいですか？

A 認知症の人が電話に出られないようにしておくか、転送するようにセットしておきましょう。また、主な友人、知人には事情を話し、別の連絡方法などを伝えておきましょう。

　認知症の最も特徴的な症状はもの忘れ（記憶障害）で、特に新しいことを覚えにくくなります。認知症の程度によって症状は違いますが、電話をかけることはできても、かかってきた電話の内容は、断片的に覚えていることもあれば、まったく覚えていないこともあります。

　重要な連絡かもしれませんから、家族にとっては「知らない」ではすまされません。また、商品購入などの勧誘の電話で、家族の知らない間に不必要な物を買う約束をしてしまうこともあります（92ページ参照）。

　だからといって、電話に出ないように言葉で注意しても、そのこと自体を覚えていませんから効果はないでしょう。紙に書いて電話の前に張っておくことで問題が解決することもありますが、認知症の人は書かれている内容を理解できず、電話に出てしまうこともあります。

　こうなると、電話機を目につかないところに置き、転送をセットしたり、ベルが鳴らないようにしておくなどの対応が必要です。最近は携帯電話が普及していますから、そちらに転送するのもよい方法でしょう。さらに、電話がかかってくることの多い家族、親戚（しんせき）、友人、知人などに事情を説明して、重要な情報や約束は後で家族がいるころを見計らって電話しなおしてもらうよう頼んでおきましょう。

　来客時の伝言にも、同じような対応が必要です。認知症の程度によっては、他人への接し方はごく普通で、認知症であるとわからないこともあります。訪ねてくる機会が多い友人、知人には、認知症の人が応対する場合があることや、伝言を残さないよう伝えておきましょう。

Q44 他人の家の物や拾ってきた物を、家に持って帰ってきてしまいます。どうしたらやめさせられますか？

A 一人暮らしの認知症の人に、時々みかける行為です。明らかに他人の家の物であれば、事情を話し、謝って返すしかありません。自宅や玄関先にこうした物を山積みにするようなら、説明しながら一緒に片づけます。

　認知症の人のなかには、持ち物（特にカバン、衣服など、自分が身につけ、大切にしている物）への執着が強くなるケースがあります。家の中で、目に入る物が自分の物なのか、ほかの家族の物なのか区別がつきにくくなり、「おそらく自分の物だろう」→「絶対に自分の物だ」と考えが変化するようです。これは一種の自己防衛なのかもしれません。状況判断ができにくくなって、自分に有利に物事を考えたくなるのでしょう。そのため、よくわからない場合は、"自分の物"としてしまうのです。

　こうした認知症の人特有の判断や行動は、外でも現れることがあります。特に、注意する人が近くにいない一人暮らしの認知症の人の場合、外出して目についた物（路上に落ちている物、捨てられた物、他人の家の物など）を自宅に持ち帰ってしまうことがあります。それらは部屋や玄関に置かれ、そのうち山積み状態になり、家の外にまで置いて、ときにはゴミなどが悪臭を放つこともあります。しかし、本人はあまり気にしません。

　こうした行為をやめるように説得しても、「他人に迷惑をかけているわけではない」「捨ててある物を拾っただけ」と言い、同じことを繰り返すでしょう。外出して物を拾い集めるのが日課になっていて、周囲に迷惑をかけていないようであれば、黙認してもよいかと思います。

　拾い集めた物が山積み状態になったら、本人に「少し整理しましょうね」と話しかけると、拒むことは意外と少ないようです。

Q&A ⑤ 日常生活（そのほか）

Q45 時計は読めても、予定の時間になったことがわかりません。どうしたらよいですか？

A 認知症であっても比較的軽度であれば、時計が読めます。しかし、「この時間だから、何をしなければならない」といったことまで判断できる人は少なくなります。そのため、約束や予定の時間を守れなくなります。

　認知症になると、時々刻々、変わっていく状況について判断することは難しくなります。だいたいの季節はわかっても、日付がわからなかったり、時計をみて3時と読めても、午前3時なのか午後3時なのか迷うことがあります。時の流れのなかでの判断や行動ができなくなってくるのです。たとえば、朝起きて8時に朝食をとることが毎日の習慣であれば、時計をみて8時に食卓につくことはできます。しかし、日曜日だけ10時に朝食をとることになっていると、その日が日曜日なのか確認できない状態であれば、朝食の時間が変わることを理解できず、いつもと同じように8時に食卓について何も用意されていないのを変に思い、「朝食はまだなの？」と言いたくなるのです。このように、いつもと違った予定や約束への対応は、認知症の人にとっては難しいことになります。

　認知症の人にはもの忘れがあり、時の流れのなかでの判断ができにくくなっていますので、言葉で約束することができないことを理解しておいてください。その時々に必要な情報はそのつど提供し、判断しやすく、行動をとりやすいようにサポートする必要があります。

　たとえば、毎週水木金の週3回、デイサービスに行くことになっていたとします。カレンダーに予定を書き込んでもその意味がわからないことが多いので、当日の朝に「今日はデイサービスの日です。これから行く支度をしましょう」と話しかけたほうよいでしょう。

　食事の時間がわかりにくい場合は、朝食、昼食、夕食の時間に合わせ

て、時計の文字盤の近くに食事の時間がわかるように紙を張っておくと、判断の助けになるかもしれません。

　しかしさらに認知症が進むと、朝、昼、夜といった時の流れもわかりにくくなり、あたかもその瞬間を生きているような状態になることがあります。そうなると先々の約束は不可能に近いので、面倒がらず、その時々にやるべきことを話しかけるようにしてください。

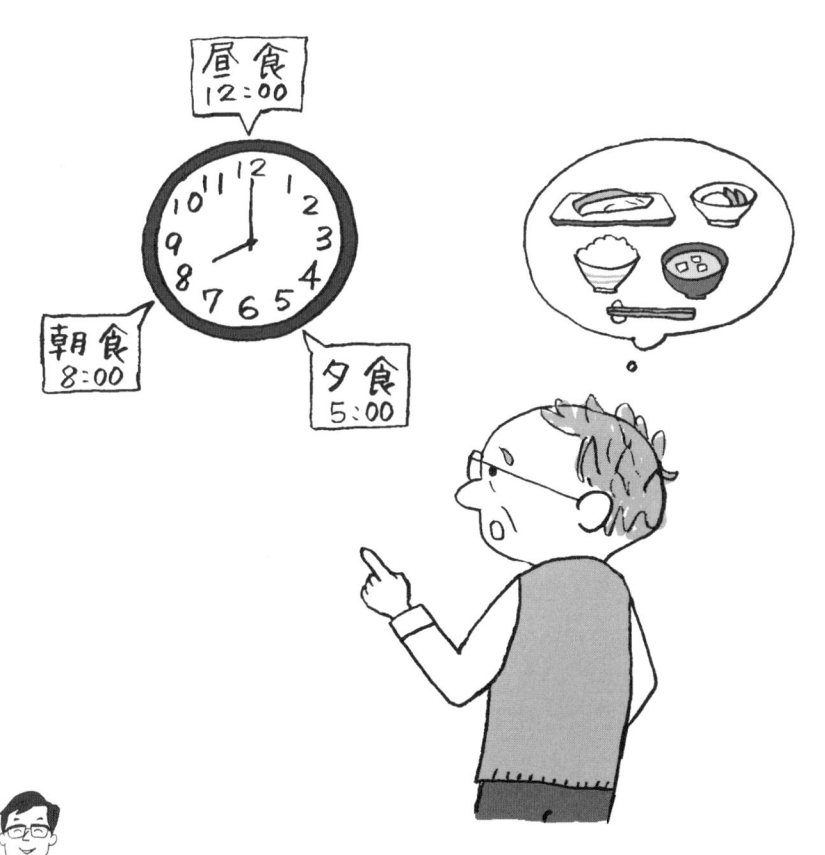

時計の文字盤に、食事の時間がわかるように
紙を張っておくとよいかもしれません。

Q&A ⑤ 日常生活（そのほか）

Q46 昼間なのに、すぐ雨戸を閉めてしまいます。どうしたらよいですか？

A 認知症の人は、時間の感覚が曖昧（あいまい）になり、朝、昼、夜の区別がつきにくくなります。外がまだ明るいのに、雨戸を閉めることがあるようです。問題がないなら、そのままにしておくのも1つの考え方だと思います。

認知症の中心的な症状はもの忘れですが、特に新しいこと（短期記憶）が覚えにくくなります。短期記憶がうまく働かなくなると、時の流れのなかで物事を判断することや整理して覚えておくことが苦手になります。時間の判断には記憶がからんでいるため、よくわからなくなってしまうのです。

認知症の人が時間に関係なく雨戸を閉めることはありますが、逆にいつも開けておくとことはほとんどありません。これは、自分なりに身の安全を守っての行為なのかもしれません。また、以前からしっかり戸締りをする習慣があり、それが影響している場合もあります。

真夏に昼間から雨戸を閉められてしまったら、家の中は暗く、蒸し暑くなってしまいます。しかし雨戸を閉めることをやめるように説得しても、認知症の人は自分の行為が家族に迷惑をかけていることまで配慮できず、同じことを繰り返します。

エアコンによって暑さはしのげても、昼間から家の中が暗いのは不快です。また、認知症の人も、外の明るさでだいたいの時刻を判断しているところがあり、昼間に雨戸を閉めてしまうのは判断の妨げになります。

いたちごっこかもしれませんが、認知症の人が閉めた雨戸を、家族が再び開けるようにするとよいかもしれません。また、家族に大きな迷惑がかからず、認知症の人が安心できるようであれば、雨戸を閉めるのは黙認して、そのままにしておくほうがよいという考え方もあります。

Q47 危険だから車の運転をやめるように言っても聞きません。どうしたらよいですか？

A 認知症の人の運転は危険なことが多く、自分だけでなく、他人の命を奪う恐れすらあります。しかし、認知症の人には運転が危険であるという自覚がなく、やめさせようとしても聞いてくれないことも多いのです。

認知症の人の運転がすべて危険というわけではありませんが、横断歩道を渡る人に気づかない、ブレーキを踏むのが遅れる、信号無視、高速道路での標識無視による逆走など、さまざまな危険があります。最悪の場合、関係ない人の命を奪うことにもなるのです。

自分の運転が危険だと思って、自分から運転をやめる認知症の人もいますが、自覚がなく安全と思い込んで危険な運転を続ける人もいます。その場合、まず家族が同乗して危険性を確認します。それを根拠に認知症の人に話して納得してもらい、運転をやめてもらうようにします。

それでも効果がなければ、鍵(かぎ)を隠す、バッテリーをはずすなど、運転できないようにしてみます。しかし、認知症の人のなかには、自動車整備業者を呼んで修理させ、また運転を続ける人もいます。

「道路交通法」[*1]では、認知症の人は運転免許の更新ができなくなるので、地元の警察署に相談してみるのもよいでしょう。公文書で運転が禁止されれば、認知症の人も納得するかもしれません。しかし、運転が禁止されたこと自体を忘れて運転してしまう人もいて、家族は対応に苦慮します。

運転以外の楽しみをみつけることも、解決方法の1つです。

---

*1：2009（平成21）年6月1日から、改正「道路交通法」施行により、75歳以上の方は、運転免許証の更新期間が満了する日前6か月以内に「講習予備検査（認知機能検査）」などを受けなければならなくなりました。

Q&A ❺ 日常生活（そのほか）

Q48 旅行に行きたいと思っていますが、可能ですか？

A 可能です。ただし、いくつかの注意が必要です。

＜旅行に行く際の注意点＞
① **何のために旅行に行くのか、目的をもちましょう。**

　気分転換のために旅行を計画する家族がいますが、認知症の人にとっては必ずしも気分転換にならず、知らない場所、知らないホテルでの滞在は、かえって混乱の原因になることがあります。

　せっかく旅行に行くのですから、のんびり穏やかに過ごすことを目的に、楽しい時間をもつのがよいでしょう。夫婦や親子で話題を共有できる、思い出の場所に行くのがお勧めです。

② **旅行が負担にならないように、注意しましょう。**

　飛行機や電車などを何度も乗り換えたり、遠い場所へ行くのは避けたほうがよいでしょう。

　乗り換えの回数が少なく、認知症の人にも行き方を確認できる場所がよいと思います。乗り物に長時間乗り続けるのも、負担になります。

　宿泊場所は、人が大勢いる大きなホテルは避け、目の届きやすい小さめのホテルや旅館のほうが、認知症の人の混乱は少ないようです。

③ **宿泊先のスタッフに、認知症のことを話しておきましょう。**

　宿泊する場合は、宿泊先のスタッフに、認知症であることを軽く話しておくとよいと思います。スタッフが事情を知っていれば、認知症の人が一人で外出してしまったり、自分の部屋がわからず迷っているときなどに、声をかけるなどの気配りをしてくれることが多いからです。

　また、浴室やトイレなどが認知症の人に使いやすいかどうか、予約前に電話やホームページなどで確認しておきましょう。

④ **旅行に行った記憶をなくしてしまうこともあると、知っておきましょう。**
　家族が認知症の人のためにと旅行を企画し、楽しんで帰ってきても、家に着いたとたん、旅行に行ったことをすっかり忘れていることがあります。せっかく楽しい時間を過ごしたのにと、がっかりするかもしれませんが、認知症の人にとっては仕方のないことです。旅行中に写真を撮っておくと、わずかに残された記憶を頼りに、旅行の話ができるかもしれません。

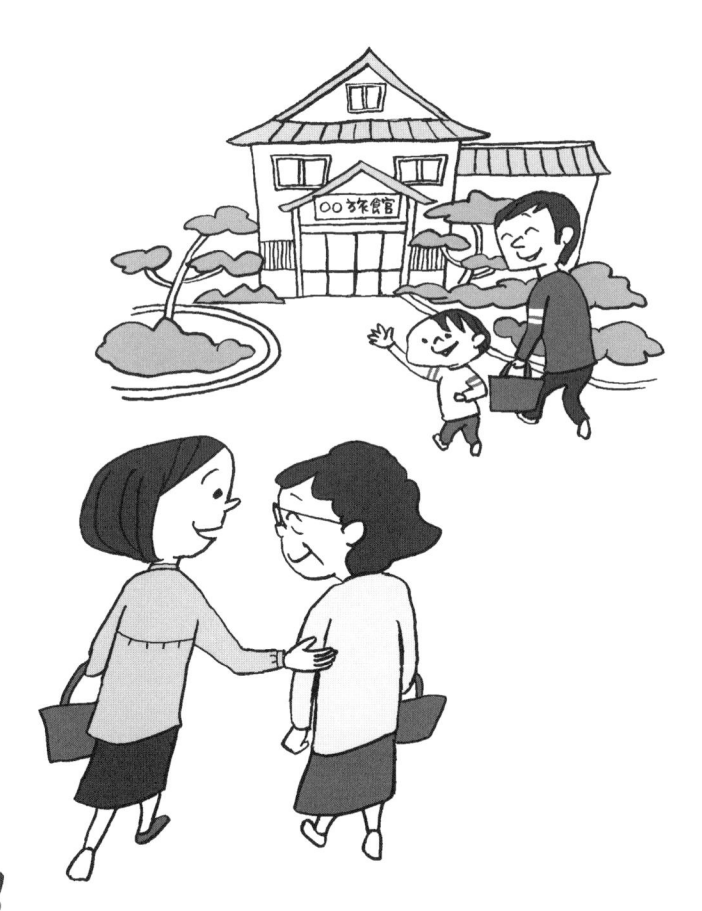

のんびり穏やかな旅行を。
思い出の地に行くのがお勧め。

Q&A ⑥ 衣服・着替え

Q49 毎日、同じ服しか着ません。どうしたらほかの服も着てくれますか？

A 認知症になると、なぜ服を着替えなければならないのかが、わからなくなります。入浴時に清潔な下着と服を用意して、自然ななながれで着替えてもらうようにしましょう。

　すべての人に起こるわけではありませんが、認知症になると日常生活のなかでの清潔や不潔の感覚・判断力が低下してきます。そのため、排泄後の陰部をきれいに拭く、歯を磨く、入浴して身体を洗う、下着を着替えるといったことができなくなり、不潔でもあまり気にしなくなるのです。

　こうした行為は、単に認知機能の低下だけでなく、本人の生活習慣も関係します。認知症になる以前から同じ服を長く着る習慣があった人は、認知症になるとますますその傾向が強まり、汚れた服を1週間以上着ることがあります。しかし、汚れた下着を着続けるのは、健康にもよくありません。かといって、無理に着替えさせるのは容易ではありません。認知症の人にとっては着替えなければならない理由がなく、納得できないからです。また、もの忘れのため、着替えさせようとする人が知らない人に思える場合は、恥ずかしさや理不尽さを感じることが多いようです。無理強いすると、訳がわからず、恐怖心からますます着替えを拒むことになります。

　そのため、着替えることを目的にするのではなく、何かのついでに着替えるようにしましょう。入浴するようであれば、そのときに清潔な下着、服を用意して、本人が気づかないうちに着替えてもらうようにします。デイサービスの入浴時に着替えを頼んでもよいでしょう。

　認知症の人にも快・不快の感覚は残っていますから、新しい清潔な服に着替えれば、心地よく感じられるはずです。

Q50 一人で着替えができなくなってしまいました。どう対応したらよいですか？

A 認知症の人は、どのような順序で着る物を身につければよいのかわかりにくくなります。家族が見守りながら、できないところを手助けしていくとよいでしょう。

　私たちは、毎日の生活のなかで、特に意識することなく行っていることがたくさんあります。たとえば、トイレで排泄する、歯を磨く、箸を持って食事をする、入浴する、着替える、といった行為です。これらは身体で覚えた「作業記憶」[*1]といえるものです。

　しかし、認知症が進むと、身体で記憶したことが少しずつ曖昧になり、以前は問題なく行っていたことができにくくなります。たとえば、排便はするが拭かずに下着を上げる、歯を磨かずにうがいだけをする、箸を上下逆に持って食べる、湯のない浴槽に入る、下着より先に上着を着てしまう、前後を間違えて下着をつける、片足ずつ別々の靴をはく、といったことが起こります。これは認知症の症状の1つで、行為の組み合わせができずに、目的に適った行為ができにくくなるのです[*2]。

　ズボンを先にはいてから下着を着ようとするなど、一人で着替えられなくなったとしても、手足は動きますから、すべてができないわけではありません。最初からすべてを介助して強制的に着替えさせるのではなく、まずは一人で着替えてもらい、見守りながら、できなくて困っていたり間違って着るようであれば、手助けするのがよいと思います。そうすれば、認知症の人も自尊心を傷つけられず、嫌がることも少ないでしょう。着替えが終わったら、「気持ちよくなりましたね」と声をかけます。

[*1]：「手続き記憶」ともいい、料理、運転、工作などの一連の行為を記憶したもの。
[*2]：こうした状態を医学用語では、「行うことを失う」という意味で「失行」といいます。

Q&A ⑦ 食事

Q51 おいしく上手に食べてもらうには、どうしたらよいですか？

A 認知症の人にとっても、食べることは、大きな楽しみの1つです。栄養のバランスも大切ですが、本人の好きな物を食べてもらうのが基本です。食べるときの雰囲気も大切にしましょう。

　認知症の程度にもよりますが、軽度のときは、その人がおいしく食べていたころの習慣に合わせるのが一番です。好きな料理は何か、晩酌をしていたか、家族と一緒に食べるのが好きか、一人で自分のペースで食べるのが好きかなど、その人の好みの食事スタイルに近づけるように工夫してください。

　認知症が少し進むと、食べることへのこだわりが強くなり、「何を食べるか」よりも、「すぐに何か食べたい」という欲求を優先しなければならないことがあります。また目に入った物を次々と食べてしまい、食事の仕方が乱れるようになります。この場合でも、好きな物を食べやすいように並べ、食欲をそそる匂いや心地よい音に囲まれる雰囲気づくりを心がけましょう。

　もう1つ気をつけてほしいのは、食べることをせかさないことです。ゆっくり自分のペースで食べられるように配慮してください。部屋の照明は料理がはっきりみえる程度に、暗くも明るすぎることもないようにし、食べやすい硬さ（軟らかさ）、大きさに調理して、使い慣れた食器に彩りよく盛りつけるなどの工夫も必要です。

　お酒は一時的に認知機能を低下させ、混乱の原因になりますので、認知症が進んだ場合は控えたほうがよいでしょう。

　認知症がさらに進むと、食べることを忘れたり、何を食べているかわからなかったり、箸で食べることが難しくなって手づかみで食べようと

します。これは認識や行為の機能が低下したためなので、練習しても以前のように箸を使えるようにはなりません。箸が使えないなら、スプーンに替えてみるとよいでしょう。また、食べられない物まで口に入れる危険がありますので、見守りが必要です。

手づかみで食べるようになると、手がご飯粒だらけになったり、口の周りやテーブルが汚れることが多くなるため、介助は欠かせなくなります。だからといってすべてを介助するのではなく、その人にできること、できないことを見分けながら、できないところを支えるようにしましょう。介助する場合もせかせたり、食べ物を無理に口に押し込んだりしないでください。

さらに、食事で忘れてならないのは、脱水の予防です。認知症がかなり重度でない限り、口から水分をとれなくなることはありません。みそ汁やスープなどで水分を摂取できるように配慮しましょう。

いずれにしても、口あたりのよい物、消化のよい物を選んで食べてもらうようにします。また、箸やスプーンなどを使えなくなった場合は、手で食べられるサイズや形（おにぎり、サンドイッチなど）にしておくことも必要です。エプロンをして衣服の汚れを防ぐなどの工夫もしてみてください。

さらに認知症が進むと、食べ物を口に入れても、もぐもぐ口を動かすだけで、飲み込むことができにくくなることがあります[1]。その場合は、飲み込みやすくするために、とろみをつける、冷たい物にするなど調理の工夫をしましょう（119ページ参照）。

認知症の人にとっても栄養バランスは大切ですが、好きな物を楽しく、十分に食べることを優先すべきでしょう。

---

[1]：重度のアルツハイマー病の人にみられる障害で、認知障害だけでなく、歩きにくい、飲み込みにくいといった神経症状が現れるようになります。

Q&A ⑦ 食事

Q52 偏った物しか食べてくれません。どうしたら何でも食べてくれますか？

A 認知症の人は、自分の健康管理や病気改善のために、何が適切な食事であるかの判断はできません。そのため、家族が身体によい食事を用意する必要がありますが、基本的には、認知症の人が食べたい物を食べてもらえばよいでしょう。

　認知症の人は、もの忘れだけでなく、総合的な判断力が低下します。健康を守るためや病気を治すための食事と、それに必要な栄養素を含む食事内容・食べ方を自己管理することができなくなります。そのため、自分の好きな物ばかりを選んで、結果的に偏った食事内容になりやすいのです。甘い物や塩辛い物を好んで食べたり、野菜や果物を少ししか食べない認知症の人もいます。

　しかし偏った食事内容といっても程度の問題で、それほど極端でなければ、あえて変える必要はないでしょう。基本的に3度の食事のバランスがとれ、栄養面で大きな問題がなければ、よしとします。ただし、高血圧や糖尿病などの持病がある場合は、塩分や糖分の多い物を毎日とるのはよくないので、変える必要があります。

　認知症が進み、何を食べたかだけでなく食べたこと自体も忘れるようになると、好きな物ばかり選んで食べるようになるかもしれません。この場合、目につくところにそうした食べ物を置かないようにするしかないでしょう。

　さらに認知症が進むと、何を食べてよいか自分ではまったくわからず、食事量が減っていくことがあります。その場合は、偏った食事内容をやめさせるよりも、水分不足（脱水）、カロリー不足にならないような注意が必要です。何を食べるかではなく、食べることを優先し、たとえ偏った食事でも好きな物を食べてもらうことが重要になります。栄養状態が

よくない人用に、カロリー、栄養素（ミネラルを含む）、繊維成分のバランスがとれた栄養補給剤[*1]が多く市販されていますので、これを補助的にとってもらうのもよいかもしれません。

[*1]：病院などで使用する栄養補給剤には、経管栄養（胃または小腸まで細いチューブを挿入し、流動栄養剤を注入する方法）によく使われる「エンシュア・リキッド®」（アボットジャパン）のように薬品として認められているものもあります。「カロリーメイト®」（大塚製薬）など市販品も多数ありますので、栄養士や薬剤師などに相談してみましょう。

Column 食べ物でない物を食べてしまったら？

　認知症の症状の1つに、見慣れている物が何であるか、目の前にいる人が誰であるかといった、認識に関する脳の働きの低下があります。そのため、食べ物でない物を口に入れてしまうことが起こるのです。口に入れた物が消毒剤や殺虫剤などの場合は、生命にかかわることがあるので、危険な物は、認知症の人の手の届かないところに置くようにします。それでもみつけてしまう場合は、しまってある戸棚などに鍵をかけておきましょう。冷蔵庫には、自転車に使うチェーンタイプの鍵を使うと便利です。

　1つ、わかっておいてほしいのは、認知症の人が何でもかんでも口に入れているわけではないということです。水分が十分にとれていないため、のどや口が渇いていたり、満足に食べていないため空腹で、目についた物を飲み込んでしまうことが多いのです。いつでも飲んだり食べたりできるように、水や食べ物を用意しておくとよいでしょう。

　万が一、危険な物を口に入れたり飲み込んでしまった場合は、急いで水道水で口を洗い、たくさん水を飲ませる処置をして、救急車を呼びましょう。救急病院に行くときは、口に入れたと思われる物を必ず持って行きます。

Q&A ７ 食事

Q53 食事をしたことを忘れてしまいます。どうしたら覚えていてもらえますか？

A プライドを傷つけないように、食べたことを説明してみましょう。それで納得しなければ、すぐに、次はいつ食べるかの話に切り替えてください。それでもダメなら、とにかく、食べてもらうしかないかもしれません。

認知症の基本的な症状はもの忘れです。もの忘れは、食事についても起こります。認知症でない人は何を食べたかを忘れても、食べたことまでは忘れません。しかし、認知症の人は食べたこと自体を忘れてしまいます。そのため、食事が終わってしばらくすると、「食事はまだ？」と要求するようになります。それに対して家族が「さっき食べたでしょう？」と説明しても、食べた記憶がないため納得せず、「食べていない」と言い張ります。さらには「食べさせないのか！」と怒るようにもなります。

認知症の人にしてみれば、最初からたくさん食べようとしているわけではなく、食べ終わったとたん食べたことを忘れ、次にいつ食べられるかわからない不安からまた食べる、ということを繰り返しているだけです。それが結果的に、際限なく食べているようにみえるのです。しかしこうした食べ方をしても、肥満になったという認知症の人をほとんど聞きません。

対処法としては、まず食事をしたことを、ゆっくりていねいに説明します。「朝ごはんは、もう食べたと思いますが……」と穏やかな言い方をするとよいでしょう。それでも「食べていない」と言い張るようであれば、「あと２時間待ってください。昼の食事を用意します」と、次の食事に話題を変えればよいかもしれません。認知症の人は「次の食事」がわかりにくくなっていますから、カレンダーなどに朝食、昼食、夕食と書いて、毎日食べ終わった食事に×をつけて、食べたことを確認できるようにす

ると納得するかもしれません。あるいは、朝食、昼食、夕食の時間に合わせて、時計の文字盤のところに食事の時間がわかるように紙を張っておくと、次の食事まで待ちやすくなります（102ページ参照）。

　それでも、「食べていない」と言い張るような場合は、カロリーが低くて口の中に残りやすい食べ物（昆布、スルメなど）を与え、「食べている」という安心感をもってもらいましょう。

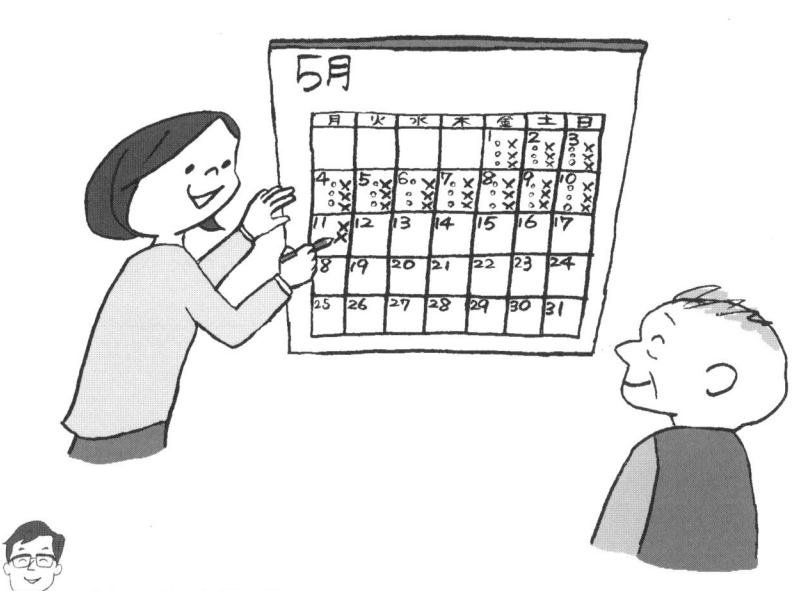

カレンダーなどを使って、
食べたことを確認できる工夫を。

Q&A ⑦ 食事

Q54 食事をしてくれません。どうしたら食べてくれますか？

A 認知症の人も私たちと同じように、身体的・精神的・環境的な原因から食欲が低下することがあります。認知症の人はその理由を適切に説明できないことが多いので、家族が原因を推測する必要があります。

認知症の人も、食欲がなくなることがあります。自分から「食べたくない」と言うこともありますが、食欲が減退したことを家族に適切に伝えられず、食事量が少なく、好きな物さえ食べないといった変化に家族が気づいても、その理由がわからないことは少なくありません。

その場合は、なぜ食べないのか理由を推測しなければなりませんが、家族だけでは原因をみつけられないことも多く、医師の診察を受ける必要が出てくるかもしれません。

認知症の人が食事をしない理由はさまざまですが、以下に例をあげます。

● **身体的原因**

義歯（入れ歯）が合わない、口内炎や歯周病で口の中が痛い、お腹が張って嘔気（おうき）までもよおす便秘、身体がだるくなる発熱、飲み込みが悪くなる食道や胃のがん、脳血管障害やアルツハイマー病による嚥下障害（えんげ）（咀嚼（そしゃく）や飲み込みが困難になる障害）など。

こうした場合は、治療を優先します。また嚥下障害がある場合には、とろみのある食事を試みてください（119ページ参照）。

● **精神的原因**

気持ちが落ち込んで食欲がなくなるうつ状態、漠然とした不安感、食べ物に毒が入っているといった妄想、十分に目覚めていない軽い意識障害など。

抗不安薬、抗うつ薬などを服用することで、改善が期待できるかもし

れません。

● **環境的原因**

好みに合わない食事、身体を動かすことが少ない生活、騒がしかったり不快なにおいがする居室[*1]、落ち着いて食べられない雰囲気など。

心地よい匂いや音などに囲まれた環境で食事ができるようにし、落ち着いて食べられる雰囲気をつくります。

いずれにしても、認知症の人が食べない理由には、さまざまな原因がからんでいます。なぜ食べないのか、複合的に理解しておく必要があります。

認知症の人が食べないことによる最も難しい問題の1つとして、アルツハイマー病が重度になると、食べ物を飲み込めなくなってしまうことがあげられます。このような状態になったら病気の終末期とみなして、口以外からの方法（点滴や経管栄養など）で栄養補給をすることも考えなければなりません。

[*1]：横にポータブルトイレが置いてあるベッドに座って食事をしている認知症の人がいますが、食事と排泄の場所は、できるだけ分けたいものです。

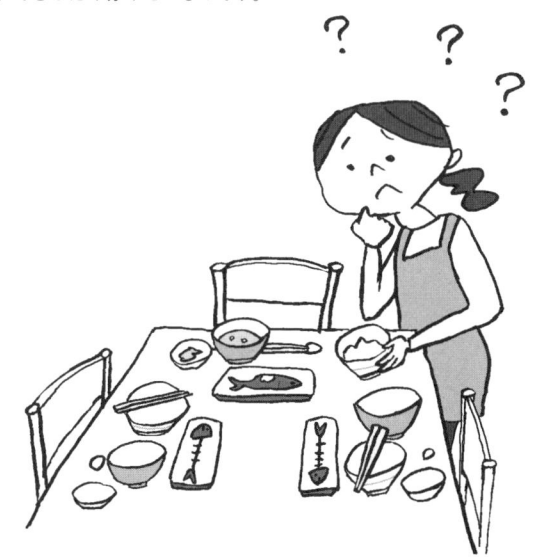

なぜ食べないのか、
原因を考えましょう。

Q&A ７ 食事

Q55 食事中にむせたり、のどに詰まらせることがあります。どうしたら防止できますか？

A 認知症の人は、食べることに対しても十分な注意ができないことが多くなります。食べやすく飲み込みやすい料理を出すようにし、食べ方や食べるときの姿勢などを工夫してみましょう。

　認知症がなくても高齢になると食事中にむせたり、食べ物をのどに詰まらせたりすることが多くなります。これが原因で肺炎を併発したり（誤嚥性肺炎）、窒息して死亡する危険さえあります。家族が十分に注意し、予防のために工夫する必要があります。

　人間には、口の中の固形物や液体を自然に食道へ送る仕組みがあります。口の中、特に舌の奥に物があると、のどの筋肉が巧妙に動いてこれらを食道の入り口に送ります。同時に、肺への空気の通り道である気管の入り口にある「喉頭蓋」という蓋が閉まり、気管に食べ物が入らないようになっています。人は、無意識に呼吸をしながら食べていますが、こうした身体の仕組みが働いて、通常は食べた物が気管に入らないのです。

　しかし、高齢になるとこの仕組みがうまく機能しなくなり、食べた物の一部が気管に入り、その反射として咳き込んだり、むせたりします。最悪の場合は、食べた物で気管をふさがれ、窒息することもあります。特に認知症の人は、「自分はむせやすく、食べ物をのどに詰まらせる危険がある」という判断や注意をすることができないので、こうした状態が起こりやすくなります。

　このため食事のときは、さまざまな工夫や見守り、注意が必要になってきます。食べ物は硬すぎたり大きすぎると細かく噛み切れず、丸飲みしてのどに詰まらせやすくなりますので、細かく刻んだり、少なめに分

けて口に入れるようにします。また、水のようにさらさらした液体は、のどの粘膜への刺激が弱く、のどの反射にはあまりよくありませんので、とろみをつけたドロドロの状態にしましょう。とろみをつけるための調整剤を使うとよいでしょう。また、少し冷たくしておいたほうが、のどの反射は起こりやすくなります。

　食べるときの姿勢も大切です。寝たままだと飲み込みづらいので、可能なら少し前かがみになってもらいましょう。

　こうした工夫をして気をつけていても、認知症の人の誤嚥性肺炎は多く、死亡につながることもまれではありません。

Column　とろみ調整剤の活用

　認知症の人が飲み込みやすい調理の方法は、いくつかあります。食品をつぶしてゼリー状にする方法もありますが、冷たい食品としてしか食べられませんし、調理に手間がかかります。

　最近よく使われているのは、多種多様のとろみ調整剤（明治乳業の「トロメイク®」など）を使う方法です。調整剤はでんぷんが主成分で、粉末状です。主に、液状で飲み込みにくいみそ汁やスープなどに混ぜて使います。冷たい食品にも温かい食品にも使え、短時間で溶け、やや液体状からやや固体状まで調整できるので便利です。飲み込み具合をみながら、調整剤の量を加減します。

　一般に、咀嚼（そしゃく）や飲み込みが難しい嚥下（えんげ）障害の人にとっては、冷たい食品のほうが、咽頭部（いんとう）の粘膜に刺激を与えるので飲み込みやすいのですが、食べる楽しみも大切です。さまざまな食品に使え、量も調整しやすいとろみ調整剤を使用すれば、温かい食品は温かいままで食べられるように工夫できます。また、食品の色や香りを損なうことが少ないのも特徴の1つです。

Q&A ⑧ 徘徊

Q56 目的もないのに出歩きます。どうしたらよいですか？

A 認知症の人が出歩く理由はさまざまです。認知症の人の外出には、多くの危険が伴います。事故に遭わないように、まずは出歩く理由を探ってみましょう。

認知症の人の介護で家族が最も苦労する行動の1つが「出歩く」ことです[*1]。よく観察してみると、認知症の人の外出には、さまざまな理由があるのがわかります。

● **居心地が悪くて出歩く場合**

家にいても、家族に非難されたり無視されるため、居心地が悪く、外に出たくなるようです。これを防ぐには、安心して家にいられるようにすることが大切です。気持ちが和み、ここにいてもよいと思えるように、間違ったことをしても強く指摘せず、叱らないでください。認知症の人が好きな話題を選んで話したり、聞いてみるのもよいでしょう。

● **家にいるのに「家に帰る」と言う場合**

認知症が進んで、過去に生きているような状態になると、現在住んでいる家が自分の家ではないように思え、生まれ育った家に帰ろうと出歩くことがあります。「家に帰る」と言う場合は、いったん出かけてもらい、家族は後ろからついて行って、疲れたころを見計らって「もう遅いので、私の家に泊まってください」などと声をかけると、一緒に帰ることがあります。

● **「子どもを迎えに行く」「会社に行く」と言う場合**

過去に生きているような状態になると、子どもが小さいので心配だから迎えに行こうとしたり、まだ現役で仕事をしていると思って出かけることが多いようです。「会社に行く」と言う場合は、「今日は休日で会社は休みです」と言うと、出かけなくなるかもしれません。また「買い物に行く」「○○さん（亡くなっている）が呼んでいる」などと言うことも

あります。「後で一緒に買い物に行きましょう」「その人は亡くなられたと聞きましたが……」など、認知症の人の言葉を受け入れながら遠まわしに否定すると、納得して外出しないかもしれません。

　このほかにもさまざまなケースがありますが、いずれにしても認知症の人が出歩く理由を理解しておく必要があります。「外出する」と言い張る場合は、まずその理由を聞きましょう。出歩くこと自体を止めるのは難しいですが、理由を知ることで、回数や時間を減らせるかもしれません。

　また、たとえ目的地に行けたとしても、帰り道がわからなくなることがあります。道路工事が始まったり、見慣れない大きな看板が立てられたりして、頭に描いている道と少しでも状況が異なると、いつもの道だと判断できなくなってしまうのです。そうすると、帰り道を探して間違った方向に歩き、家にたどり着けなくなります。

　認知症の人の外出で家族が最も心配するのは、行方不明になったり、事故に遭ったりすることです。早くみつけるために、連絡先を書いた紙をポケットに入れておいたり、靴の側面に自宅の電話や携帯電話の番号を書いておきましょう（122ページ参照）。相手の現在地を確認できるGPSを利用した民間サービス[*2]に登録し、利用するのもお勧めです。

　外出して一度でも行方不明になったことがある場合は、必ず地元の交番や警察署に、出歩く可能性のある認知症の人のことを連絡しておいてください。その際は、認知症の人の氏名、年齢、性別、容姿の説明とともに、最近の顔写真（全身写真もあるとよい）を添えておくと、いざというとき、警察は発見しやすくなります。

　また、外出を防ぐため玄関にセンサー[*3]をつけることを検討するのもよいでしょう。認知症の人にわからないような鍵を玄関につけ、常時閉めておくようにするなどの方法もあります。

[*1]：筆者は「徘徊」という言葉を好みませんが、これに代わる適切な言葉がありません。介護施設では「お出かけ」などというようです。筆者は「徘徊とは、目的がないか、あるいはないと思われる不適切な移動行為」と定義しています。

[*2]：NTTドコモは、GPSを利用した「イマドコサーチ®」で子どもや認知症の人の現在地を確認できるサービスを提供しています。auやソフトバンクにも、同様のサービスがあります。

[*3]：玄関に設置して、外出しようとする人を感知し作動するもの、認知症の人のポケットに入れた発信器が玄関の感知器を作動させるものなどがあり、介護保険で給付される機器もあります。

Q&A ⑧ 徘徊

Q57 夜、パジャマのまま外に出ようとします。どうしたら防げますか？

A 夜、ベッドで寝ていた認知症の人が、急にパジャマのまま外出してしまうことがあります。外出を止められればよいのですが、無理なら、そのようなことが起こってもよいような服装で休んでもらうのがよいでしょう。

認知症の人に多い行動の1つに、出歩くことがあります。昼夜を問わず家から出かけようとするのです。認知症の人は外出するときの服装にあまり関心はなく、総合的判断もできないため、真冬の夜に外出する際も、防寒せずにそのまま外出してしまいます。薄着で長く屋外にいると、高齢者は低体温になりやすく、凍死に至るケースもあります。

そのため、外出をやめさせるようにすることが第一ですが、念のため、防寒服をいつでも着られるように準備しておきます。たとえば「夜中だし寒いから、明日にしたら？」と言っても納得せず外出してしまう場合は、「外は寒いからこれを着て」と言ってコートを渡せば、拒むことはまずありません。そのうえで家族は認知症の人の後を追い、どこに行ったらよいか迷っているころを見計らって「今日は夜も遅くて寒いから、私の家に泊まりませんか」と誘い、家に連れて帰りましょう。

家族が気づかないうちに出て行ってしまうこともあり、ときにはそのまま帰れなくなることがあります。その場合、家族で手分けして探さなければなりません。夜間は姿をみつけにくいので、すぐに交番や警察署に連絡して応援を頼みましょう。深夜に高齢者が一人で歩いていると目につきやすので、早い段階でみつかることもあります。そんなときのために、上着の胸や内側に名前、電話番号を書いておきましょ

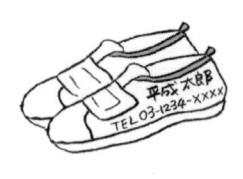

う。靴の側面に連絡先などを書いておくのもよいでしょう。

特に寒い地方での認知症の人の夜の外出は、生死にかかわる事故になりかねません。家族だけの対応には限界がありますから、地域の支援体制も活用しましょう[*1]。

*1：1994（平成6）年、北海道の介護家族グループが、厳冬に出歩いていた認知症高齢者の死亡事故をきっかけに自治体に働きかけて、全国で初めて「徘徊高齢者早期発見ネットワーク」をつくりました。徘徊する高齢者を探す際に、地域の警察署、ガソリンスタンド、コンビニなどへ、いっせいに問い合わせができる体制で、全国的に普及し、現在では市区町村で運営しているところもあります。事前に登録しておくとよいでしょう。

介護経験者の声

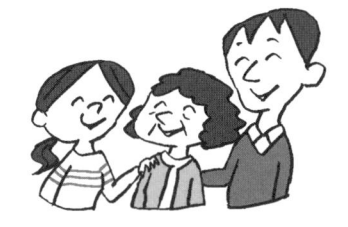

事前準備と近隣の協力で、徘徊（はいかい）に対応　　　　　Eさん（54歳）

深夜、父が外出を繰り返すようになりました。止めても聞き入れません。そこで玄関には、転びやすいサンダルは置かず、ウォーキングシューズと懐中電灯を用意しました。寝衣は、そのまま外出しても平気なジャージに変えました。

徘徊が始まった当初、近所の方に話すかどうか迷いましたが、結局、事情を話し、協力をお願いしました。ある朝、出かけてしまった父をあわてて探していると、魚屋さんが「あっちに行ったよ」と教えてくれました。その後も、近所の方が何かと気づかって声をかけたりしてくれるので、話してよかったと思います。

毎日着ているものには連絡先などを書き、身元がわかるようにしました。動きがわかりやすいよう、ズボンには鈴をつけました。ネコみたいですが、お守りだと言ったら、納得してくれました。

Q&A ⑨ 睡眠

Q58 夜、眠らない日が続きます。どうしたらよいですか？

A 認知症の人は生活が乱れがちになり、夜、眠れないことが多くなります。昼間、できるだけ身体を動かすようにしましょう。寝室は真っ暗にせず、小さな電灯をつけておきます。少量の睡眠剤を服用してもよいでしょう。

　認知症の人は、自分の居場所や状況がよくわからなくても、昼間は周りに人がいたり、日常的な雰囲気を感じて、「ここにいてもよいだろう」と安心しています。ところが夜間になると、周りに人はおらず、部屋は暗く静かなため、どこにいるのか判断がつかず、これからどうなるのかと不安な気持ちに陥りやすいのです。そのため、眠れなくなるようです。

　このような場合、睡眠剤[*1]を服用すればよいと考えがちですが、不安が強すぎて、薬を飲んでも眠れない認知症の人も少なくありません。薬以外の方法を試みる必要があります。

　まず、昼夜や時間の判断がつきにくくなっている認知症の人に、朝・昼・夜の区別が感覚的に伝わるよう、メリハリのある生活を送ることが必要です。そのうえで、適度に身体を疲れさせるとよいでしょう。休息が大切だからと昼寝をさせ、さらに夜も眠ることを求めるのではなく、昼間は適度に身体を動かして疲れるようにすると、夜間眠りやすくなります。「デイサービスに行った日はよく眠る」という話を聞くことが多いのは、このためだと思われます。散歩や日光浴もよいでしょう。夜、入浴する習慣があるなら、就寝の1時間ほど前に入浴すれば、身体が温まるだけでなく適度な疲労も加わり、眠りやすくなります。足を温めるだけでも効果があります。

　また、夜中に目覚めたとき、ここが自分の部屋だとわかるように、部屋は真っ暗にせず、電球など小さな灯りをつけ薄暗くしておきましょう。

見慣れたタンスなどが目に入って、再び安心して眠るかもしれません。

　こうした工夫をしても、なお不眠が解消されない場合は、少量の睡眠剤を服用すると熟睡でき、朝の目覚めもよくなります。睡眠サイクルが安定すると日中も落ち着いた生活をしやすくなるので、医師に相談してみてください。転倒の危険性のある睡眠剤ではなく、少量の抗精神病薬[*2]が効果的な場合もあります。ただし、薬の効果が日中まで残ってしまうようなら、量を減らすなどの必要があります。この場合も必ず医師に相談してください。

[*1]：睡眠剤のほとんどは「睡眠導入剤」と呼ばれるもので、自然な睡眠へ誘導する薬であり、朝まで効いているわけではありません。

[*2]：統合失調症に使う薬ですが、認知症の幻覚、妄想、不穏にも広く使われています。ただし、医学的に有効性が証明されたものではありません。また、副作用として脳血管障害が知られています（37ページ参照）。

介護経験者の声

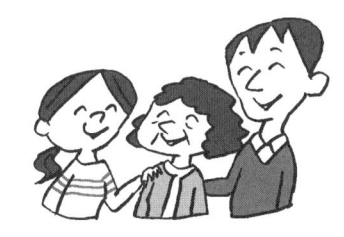

夜、眠れない理由を考えてみる　　　　　Fさん（51歳）

　私の母は、夜一人でいると不安な気持ちになり、眠れなくなるようです。逆に昼間は周りに人がいることで安心し、眠りやすいようです。しかし、夜眠れないと本人の生活リズムは安定しませんし、介護する家族も困ります。しばらくは家族が同室で眠り、様子をみることにしました。しかし、夜中に部屋を歩き回ったり、出て行こうとするので、家族は落ち着かず、眠れない夜が続きました。そこで、家族のいるリビングルームで過ごす時間を増やし、常に誰かがそばにいて、母が昼間にできるだけ眠らないように注意しました。これによって少しずつ、夜も眠れるようになりました。

Q&A ⑨ 睡眠

Q59 寝具や寝衣はどのようなものがよいですか？

A 認知症の人にとっても、睡眠は大切です。使い慣れた寝具や、肌ざわりのよい着慣れたタイプの寝衣がよいでしょう。ベッドを使う場合は、転落したときのけがを防ぐため、床高の低いベッドを使用しましょう。

認知症の人が安心して快適な睡眠をとれるように、寝具や寝衣を選ぶことが大切です。寝具については、畳や床の上に布団を敷いて寝る習慣であれば、それを続けるとよいでしょう。ベッドを使う場合は、マットレスなども含めて、腰かけたときに足が床に着く高さにしましょう。万が一、ベッドから転落しても、けがが軽くてすむからです。また、夜間の排泄(はいせつ)の際にベッドのそばに置いたポータブルトイレを使用している場合は、ベッドに腰かけられれば、移動しやすくなります。

夜間の排泄のための移動を考えると、ベッドや寝室からトイレまでどのくらい離れているか、途中に段差はないか、廊下などに手すりはついているか、ぶつかる危険のある物を置いていないかなど、家屋の間取りや室内環境も含めて考慮する必要があります。

寝衣については、着慣れた清潔な物がよいのは言うまでもありません。しかし認知症の人は、寝る前に寝衣に着替えて休むという習慣がわからなくなり、着替えずにベッドで寝たり、床にそのまま横になって寝てしまうことがあります。寝る前に入浴し、その後に着替えを行うようにしましょう。これを毎日同じ順序で繰り返すことで習慣となり、着替えができるようになる認知症の人もいます。

身体的な休息を考えるなら、細かいことは気にせず、眠くなったときに、好きなところで寝てもらってかまいません。通常の寝衣にこだわらず、昼間着ている服装のままでもよいでしょう。その場合は、掛け布団をか

けるなど、寝冷えをしないよう気配りをしてください。

　ある程度、認知症が進んでしまった人の場合は、一般的な習慣にこだわらず、睡眠をとることを最優先にして、好きな行動をとってもらってよいと思います。

　寝具が汚れたり湿っているなど、不衛生で発病の恐れがある場合は、適宜替えるようにしてください。

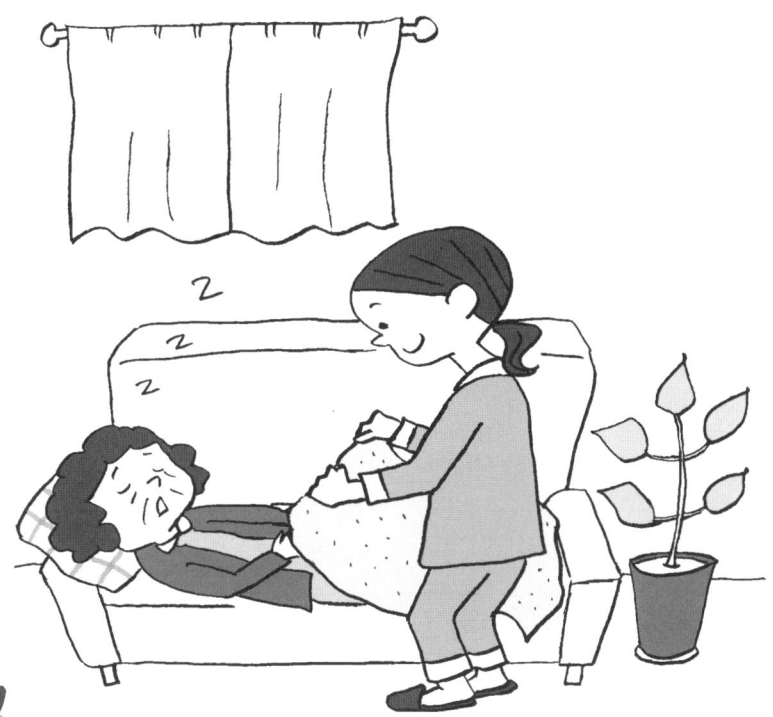

細かいことは気にせず、
好きなところで寝てOK。

Q&A ⑩ 入浴

Q60 一人ではうまく入浴できません。どうしたらよいですか？

A 家族が一緒に入浴してみて、認知症の人ができること、できないことを知ったうえで、できないことを補ったり、手助けするようにしましょう。

　認知症のない人にとって入浴は楽しみであり、日常生活であたりまえに行っている簡単な行為の1つです。しかし認知症の人には、入浴前に浴槽に湯を溜（た）める、湯の量と温度の調節・確認をする、衣服を脱ぐ、転ばないように浴室に入る、蛇口から湯を出す、タオルを濡（ぬ）らして石けんをつける、身体を洗い湯で流す、蛇口の湯が止まったのを確かめる、浴室から出る、タオルで拭（ふ）く、服を着る……といった一連の行為がわかりにくくなります。浴室に入っても、湯をかけるだけで身体を洗わない、タオルで拭かずに服を着る、温まっていない浴槽に入ってしまうといったことが起こります。場合によっては、熱湯を浴びる、転倒する、浴槽で溺（おぼ）れるといった事故の危険もあります。

　これを防止するためには、まず家族が一緒に入ることを本人に了承してもらいます。このときも、「一人でできないから手伝ってあげる」と言うのではなく、「一緒に入ってもよいですか？」と認知症の人のプライドを傷つけないような言い方を心がけてください。

　浴槽の湯の量や温度はあらかじめ確認しておきましょう。そして一緒に入浴したら、認知症の人ができることとできないことを見分けて、うまくできていなければ「もう少し石けんをつけたら？」などのように話しかけてみます。「ほら、ここが洗えていない！」「早くして」などと叱（しか）るような口調やせかすようなことは言わず、洗えていない部分があれば、洗ってあげるのもよいでしょう。浴室から出るときも、足元に気をつけ、タオルで身体をよく拭いているかを確かめ、下着や衣類を正しく着られ

るように声をかけながら手伝ってください。

　デイサービスを利用して、そこで入浴させてもらうのもよいでしょう。デイサービスや入浴サービスの利用については、ケアマネジャーに相談してみてください。

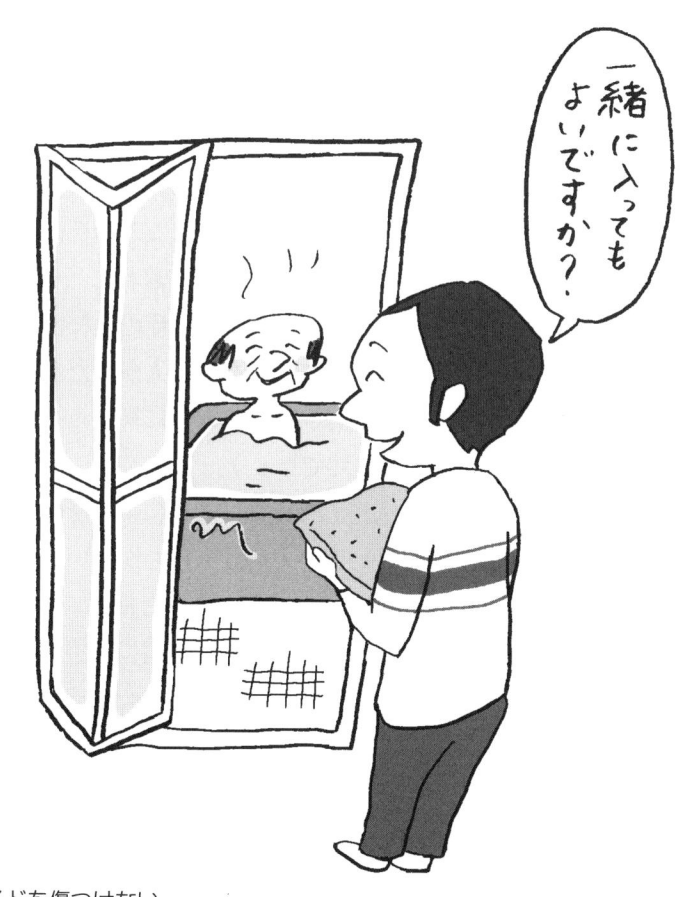

「一緒に入ってもよいですか？」

プライドを傷つけない声かけで入浴を。

Q&A ⑩ 入浴

Q61 入浴を嫌がります。どうしたら入ってくれますか?

A 認知症の人のなかには、入浴に対して不安や恐れを抱く人がいます。裸になること、裸にされることに恐怖感を抱くようです。家族が一緒に入ると安心するかもしれません。

　認知症によってもの忘れが進むと、時間のながれのなかで考えたり、総合的に判断することができにくくなり、その時々に生きている状態になることがあります。また日常生活では、身体を清潔に保つことに関心が向かなくなることが多いようです。

　入浴時には、裸にならなければなりません。入浴の前後のながれがよくわからなくなっている認知症の人は、裸になる、裸にされるということに不安や恐怖心を抱くことがあります。健常者にとっては、入浴時に裸になるのはあたりまえのことですが、認知症の人にはそれが理解できにくくなっているのです。加えて入浴を促す人が誰だかわからない状態になった認知症の人にとっては、見知らぬ人に裸をみせるのは恥ずかしく、拒む気持ちになるのは当然でしょう。

　しかし、認知症の人も入浴していないことによる身体面の不快さは感じていますから、身体を洗いたいという気持ちがないわけではありません。したがって、「おふろに入りしましょう」と促してみて、本人がその気になるようであれば、家族も裸になって一緒に入浴します。本人だけが裸になり、家族は衣服を着たまま入浴介助をしようとすると、認知症の人は不思議に思い、拒否につながることがあります。

　一緒に入浴したら、認知症の人の不安を少なくするように穏やかに話しかけながら、できないことを補い、「こうしたらどうですか?」とやさしく指示的に助言してみましょう。浴室や浴槽の出入りの安全確認はもちろん、身体を支えるなどの介助も必要でしょう。浴槽につかっている

ときも、溺れないように気をつけてください。入浴後は、しっかり身体を拭いて、清潔な下着や衣服に着替えるようにします。入浴後の水分補給も大切です。

しかし、どのように話しかけても、かたくなに入浴を拒む認知症の人もいます。その場合は入浴をあきらめて、身体を拭く程度にしましょう。

なお、デイサービスを利用していれば、入浴サービスも受けられるので、家で無理に入浴する必要はなくなるかもしれません。

入浴時に気をつけたいポイント

- Point1 　滑りやすい浴室には、手すりをつけたり、マットを敷く。
- Point2 　浴槽の中にもマットを敷く。
- Point3 　できるだけ自分で身体を洗うようにしてもらい、洗い残した部分を家族が洗う。
- Point4 　浴槽の湯はややぬるめにし、少し長くつかる。
- Point5 　浴室から出たら、速やかに身体を拭く。できるだけ自分でしてもらい、拭けない部分を家族が拭く。
- Point6 　冬期は、着替える場所や浴室を温めておく。
- Point7 　脱いだ下着の汚れ具合をチェックする（特に下着の陰部が当たる部分）。
- Point8 　入浴後は、十分な水分をとる。

Q&A ⑪ 排泄

Q62 トイレをうまく使えません。どうしたらよいですか？

A 排泄（はいせつ）は重要な日常行為です。認知症の人の排泄では、できないことを補って、失敗を少なくするようにしましょう。

　排泄（尿と大便）は、人が生きていくうえで重要な行為です。尿が出なくなると、身体的に大きな問題です。便秘や下痢が続いても困ります。普通に排泄があっても、認知症の人は失敗が多くなり、介護負担を増やす原因となります。

　排泄は子どものころからのしつけと習慣で覚えているものですが、高齢になると身体機能の衰え（例：膝（ひざ）が痛くて歩きづらい、腹筋が弱って尿意や便意をがまんできないなど）によって、トイレに行くまでに漏らしてしまうことがあります。単に身体機能が落ちているだけなら、ポータブルトイレをベッド脇に置くなどすれば失敗は減るかもしれませんが、判断力の低下している認知症の人はポータブルトイレの使い方を理解できず、期待する結果は得られないことがあります。むしろ介護の負担が増えるだけかもしれません。認知症によって排泄する場所がわからなくなり、失敗するケースも出てきます。

　認知症が軽いときは時々下着を汚す程度で、大きな失敗はありません。しかし、認知症が少し進んでくると、尿意があってもトイレの場所を探しているうちに間に合わなくなり、部屋や廊下を汚すことが増えます。さらに進むと、排泄のこと自体がほとんどわからなくなり、常にオムツが必要になります。このように、認知症の進行によって、少しずつ失敗が増えますが、認知症の程度が軽いからといって、練習や学習で元に戻ることはほとんどありません。そのため、認知症の人ができること、できないことを見分けながら、できないことを手伝うようにしてください。

　トイレがうまく使えない場合は、トイレのドアを少し開けたままにし

て完全に閉めないほうがよいでしょう。ドアを開けたまま排泄するのは、本人にとっても外にいる人にとっても抵抗があるかもしれませんが、閉めてしまうと内側から開けられなくなることがあるからです。

　認知症の人は、水洗トイレの使い方がわかりにくくなり、排泄が終わっても流さないだけでなく、残った大便を始末しようとさわってしまったりします。旧式便器（汲み取り式）を使っていた記憶だけが残っていて、排泄した物が便器に残っていると気になって、何とか処理しようと、便器の中を手でかき回すこともあります。

　水洗トイレの使い方を説明する場合は、言葉だけでは忘れることが多いので、「終わったら、このレバーを押してください」と書いた紙を、目につきやすいところに張っておくとよいでしょう。

　それでもうまくいかない場合は、家族が後から水を流すか、自動水洗器を備えるのも1つの解決方法です。自動水洗器はオート洗浄とも呼ばれ、便座から立ち上がると自動的に水が流れる便器で、いくつかの商品が市販されています。

　トイレの場所がわからず、探しているうちに漏らしてしまう場合には、認知症の人の部屋をトイレの近くに移すのもよいでしょう。トイレのドアに「トイレ」と書いた紙を張っておくのも効果的です。

　症状が進んだら、1日3～4回、時間を決めてトイレに連れて行く必要が出てくるかもしれません。その場合、認知症の人が「今は行きたくない」と言ったら、決して無理強いしないことが大切です。少し時間をおいて、食事の後や寝る前に、トイレに誘うとうまくいくかもしれません。

Q&A ⑪ 排泄

Q63 失禁をみつけたときは、どうしたらよいですか？

A 認知症の人の失禁は、さまざまな原因で起こります。原因を理解しながら、それに適した工夫をしましょう。失禁したからといって、すぐにオムツをつけることは避けたいものです。

失禁には尿失禁と便失禁があります。尿失禁とは、医学的には「膀胱に溜った尿が自分の意思とは関係なく排泄されること」をいいます。便失禁も同じく「直腸に溜った便が自分の意思とは関係なく排泄されること」です。以下にその理由と対応をまとめます。

● 尿失禁

複合的な原因で起こります。女性の場合、膀胱から尿を排泄する尿道が短いことに加え、加齢などによって排泄をコントロールする括約筋が弱り、くしゃみや咳など、わずかな腹圧で、尿が出てしまうことがあります。認知症の人は、尿意を感じたら早めにトイレへ行こうという総合的な判断ができにくいうえ、トイレの場所がわからなくなって、がまんできずに途中で漏らしてしまうこともあります。いずれにしても、原因に応じた対応が必要です。医師の診察を受け、薬を服用することで、失禁が減ることもあります。トイレの場所をわかりやすくする、居室をトイレの近くに移す、時間を決めてトイレに連れて行くなどの対応もしてみてください（132ページ参照）。

それでも尿失禁が続くようであれば、吸水量が多く、通常の下着に近い「安心パンツ」などを使うとよいでしょう。これらは認知症の人にとっても不快感が少なく、拒むことは少ないようです。

● 便失禁

認知症が進むと、排便のコントロールができにくくなり、下着の中に

大便を排泄したままで行動することがあります。これは認知機能の低下のために、便意をもよおしても、どのようにトイレに行って排泄すればよいのかわからずに起こります。

便失禁は下痢のときに多いようです。下痢は体力の低下にもつながりますので、予防や早期治療がとても大切です。下痢が起こったときは、止痢薬の服用が効果的です。大量に失禁してしまう場合は、浣腸（かんちょう）を行って、半ば強制的に排便させることもあります。医師に相談してみてください。

失禁をしてしまったときは、騒いだり叱（しか）ったりせず、すぐに始末します。速やかに汚れを拭（ふ）いて肌を清潔にし、ただれなどが起こらないように気をつけてください。

介護経験者の声

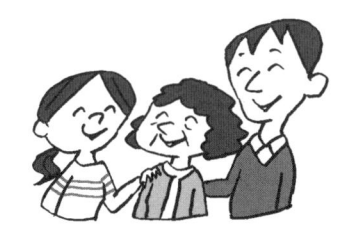

プライドを傷つけない対応が大切 ……………… Gさん（58歳）

認知症の母は、パッドやオムツを使っていますが、便秘のため下剤を服用したときは、コントロールが難しくとても大変です。汚物で、服や床がすごく汚れてしまうこともありました。そういうときは本人もプライドが傷ついているので、決して叱らず、「大丈夫。すぐきれいにするからね」と声をかけて、汚れた物を手早く片づけ、浴室でシャワーを使うようにしました。歩行が困難になってからは、おしりの下に新しいオムツを広げ、台所用洗剤の空きボトルにぬるま湯を入れ、汚れた肌にかけて洗浄するようにしました。きれいにして気持ちよくなると、バツの悪さから不機嫌だった母の機嫌が好転し、感謝の言葉が出ることもありました。

Q&A ⑪ 排泄

Q64 オムツを使いたいのですが、どのような物を選んだらよいですか？

A 尿失禁が多くなるとオムツを使いたくなりますが、そのタイミングはできるだけ遅くしたほうがよいでしょう。失禁の原因を探り、さまざまな工夫をするなかで、オムツを使う時期を選んでください。

認知症の人の尿失禁は、介護するうえで大きな負担になります。しかし、排泄（はいせつ）は人の尊厳にかかわる重要なことですから、慎重に扱わなければなりません。尿失禁をするからといって、すぐにオムツを使うのは避けたいものです。オムツを使うことが、介護する家族の都合なのか、本人のことを思っての対応なのか、判断する必要があります。

実際に認知症の人にオムツを使うと、しばしばはずそうとします。なぜオムツをするのか、認知症の人には理解できませんし、普通の下着と比べると違和感があるので、はずしたがるのは当然かもしれません。

筆者は以前、改良型の新しいオムツを当ててみたことがありました。長方形の紙製で、防水性のオムツカバーで固定するフラットタイプです。それに排尿を試みましたが、とても出にくく、尿を出してみると不快でした。ごわごわして歩きにくく、ついはずしたくなったのを覚えています。

尿失禁の原因をできるだけ理解して、オムツによらない対応をしてみましょう（132〜135ページ参照）。それでもなお尿失禁が続く場合や、オムツを使うことによって認知症の人の心身が安定する場合には、オムツを使うことを検討してみましょう。

オムツは、さまざまな種類が販売されているため、どれを使うか迷うかもしれません。介護用品を販売している店のスタッフやデイサービスの介護職に聞いてみるのもよいでしょう[*1]。

オムツをはずして困るからという理由で、以前は「つなぎのパジャマ」

がよく使われていました。これを着ると、確かにオムツをはずしにくくなりますが、認知症の人にとっては、かゆいところに手が届かず、ますます不愉快で落ち着かなくなってしまいます。この種のパジャマは現在、介護施設では使用が禁止されています[*2]。在宅では使えないことはありませんが、極力避けたいものです。

　オムツを使い始めるのは、できるだけ遅いほうがよいのですが、「オムツを使うのは悪い」という考えも、間違っていると思います。夜間、排泄が原因で寝不足になるよりは、オムツを使ってゆっくり休むほうが大切です。1日中、当てているのではなく、本当に必要なときに限り使うのも1つの方法です。認知症の人が排泄に困っているようであれば、家族の判断で、試しに使ってみるのもよいでしょう。

[*1]：日本コンチネンス協会のホームページ（http://www.jcas.or.jp/）では、尿失禁、オムツについての情報が得られます。
[*2]：厚生労働省は介護保険の導入に合わせ、介護施設での「身体拘束の禁止」を決めました。使用を禁止されている物の1つが「つなぎのパジャマ」です。

オムツの種類

　スーパーやドラッグストアなどで、さまざまなタイプが市販されています。状態に合わせて選びましょう。

- **パンツタイプ**：立ち上がることができる人に適したタイプ。普通の下着と同じ感覚で着脱でき、違和感が少ないのが特長で、「安心パンツ」もこの一種。吸収量や通気性、消臭効果などは、製品によってさまざまです。
- **テープタイプ**：横になっている時間が長い人に適したタイプ。体型に合わせてテープで固定するため、漏れが少なく、交換しやすいのが特長です。
- **パッドタイプ**：尿漏れが気になり始めた人に適したタイプ。普通の下着につけて使用することができます。漏れを防ぐギャザーつきの物が多く、下痢や軟らかい便に対応した「軟便吸収パッド」などもあります。
- **フラットタイプ**：オムツカバーにつけて使用できるタイプです。

Column 認知症の人の人権を守る取り組み

　現在、日本では、認知症高齢者などの人権を守る制度があります。「成年後見制度」、「日常生活自立支援事業」(88ページ参照)は、主に財産などを保護するための制度です。ほかにも、身体拘束の禁止や虐待を防止するものがあります。

● **身体拘束の禁止**

　2000(平成12)年の「介護保険制度」の導入と同時に、介護施設での身体拘束が禁止になりました。法律上、身体拘束の規定はありませんが、「物理的な拘束」と「薬物による拘束」があります。前者の例として、「車いすにベルトで固定する」「ベッドを柵で囲む」「つなぎの服を着せる」「ミトン型の手袋をつける」「部屋へ閉じ込める」などがあります。後者としては抗精神病薬による鎮静があります。

　身体拘束の禁止の根拠となっている当時の厚生省令には、「サービスの提供にあたっては、当該入所者(利用者)またはほかの入所者等の生命または身体を保護するため緊急やむを得ない場合を除き、身体拘束そのほか入所者の行動を制限する行為を行ってはならない」と規定されています。身体拘束は、私たちの基本的人権である「行動の自由」を侵す行為であるということを、銘記しておきたいものです。

　行動の自由といっても、認知症の人は自らの身の安全を守ることができにくくなっています。介護者が認知症の人の安全を守ることも、人権にかかわることです。

　この「行動の自由」と「身体の安全」を同時に保障しなければならないことに、身体拘束を完全に廃止できない難しさがあります。

　厚生省令ではふれていませんが、身体拘束が許される例外的条件として、厚生労働省の身体拘束ゼロ作戦推進会議の手引きには、

「一時性」「非代替性」「緊急性」の場合があげられています。認知症の人の身体拘束をゼロにすることは難しいかもしれませんが、介護者はこの3つの条件を念頭におき、身体拘束をできるだけ少なくするなかで介護のレベルを高め、認知症の人の生活の質を向上させる努力を積み重ねていきたいものです。

● **高齢者虐待防止法**

　2006（平成18）年から施行された「高齢者虐待防止法」（正式には「高齢者虐待の防止、高齢者の養護者に対する支援等に関する法律」）によると、虐待とは「身体的虐待」「無視または放置という虐待」「心理的虐待」「性的虐待」「経済的虐待」の5つです。

　この法律は、こうした虐待が介護施設や在宅で起こることを防ぎ、高齢者と介護者とを保護することを目的にしており、虐待した人を罰するものでありません。

　虐待により高齢者の生命や身体に重大な危険が生じていることを発見した場合は、市区町村へ通報する義務があります。通報を受けた市区町村は、立ち入り調査や高齢者の保護を行うとともに、介護者の相談や負担軽減に必要な処置を行います。さらに必要な場合は、警察の援助を要請できます。

　虐待を早期に発見したり、未然に防ぐことは容易ではありません。認知症高齢者は自ら訴える術がなく、介護者自身は虐待をしているという自覚が乏しいことが多いため、認知症高齢者が最も虐待を受けやすいことを、十分認識しておくべきでしょう。

　虐待を予防するためには、介護者はできるだけ一人で介護を背負い込まず、家族や親族、近隣の人など周囲の人に理解を求めるようにしましょう。介護保険サービスを積極的に利用し、悩みがあればケアマネジャーや地域包括支援センターに相談すると、よいアドバイスを得られるかもしれません。

Q&A　12 問題とされる行動

Q65 汚れた下着を隠してしまいます。どうしたらよいですか？

A 認知症の人にも感情は残っていますから、汚れた下着をみられるのは恥ずかしくて隠したくなるのでしょう。汚れた下着をみつけたら、叱ったりせずに、そっと片づけておくのがよいでしょう。

　もの忘れなど認知障害があっても、人としての喜怒哀楽といった感情、思い、期待、プライドは残っているものです。認知症のために排泄を失敗したり、トイレットペーパーで陰部をうまく拭けずに下着を尿や便で汚すことが多くなっても、汚した下着が家族にみつかるのは恥ずかしいという思いがあります。認知症でなければ、「汚してすまないね」と言って洗濯物入れに入れることができますが、認知症だとこうした行動がとりにくくなるようで、とにかく隠しておきたいとの思いから、汚れた下着をタンスの中などにしまってしまいます。

　隠す場所は、いつも同じことが多いようです。認知症の人の下着が少なくなったと思い、本人の部屋に入って、何となく臭いので探してみると、タンスの中に多くの汚れた下着を発見することがあります。

　発見したからといって、認知症の人に「何でこんなところに隠すの？洗濯しますから、いつものカゴに入れてください」と叱ったり、説教をするのは避けましょう。認知症の人は、汚れた下着をしまったこと自体を忘れていることもあり、覚えのないことで非難されるのを理不尽に感じます。また覚えがあっても、自分の失敗を認めたくなくて、不愉快な気持ちになってしまうからです。汚れた下着を隠した場所がわかったら、家族は本人にわからないように回収し、洗濯し、そっと片づけておけばよいのです。

　こうした行動は、軽度の認知症のときにみられます。たびたび起こる

と家族は頭にきて、つい叱ってしまうかもしれません。しかしわざと隠しているわけではないので、叱ったり説教することは控えてください。

介護経験者の声

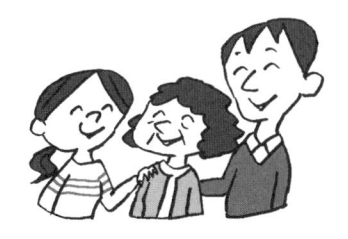

失敗を叱るより、できたことをほめる ………… Hさん(56歳)

　姉の家族と三世代同居をしていた母は、ある日、外に干してあった靴下をとり込んでくれました。でも、まだかなり湿っていたので、それを、居間の灯油ストーブのやかんの上に乗せたのです。幸い炎が上がることはありませんでしたが、すっかり炭化した靴下とすごい煙に驚き、姉は母を頭ごなしに叱りつけました。

　母はそれですっかり混乱してしまったようです。数日後、何も知らない私が訪問したときも心を閉ざし、顔は能面のようでした。私は第三者でしたから、落ち着いて母をなぐさめ、洗濯物をとり込んでくれたお礼を言うことができました。ストーブの上に置いた失敗には、あえてふれませんでした。そうしたら、母はすぐ笑顔になって、姉とも言葉を交わせるようになったのです。

　母は、何をしたのかはすっかり忘れているのに、ものすごく怒られたことだけは覚えていました。私だけがよい子になったみたいで心苦しかったのですが、姉とは日ごろからコミュニケーションがとれている間柄でしたから、ちゃんとわかってくれました。姉も怒ってからすぐ、「これはまずい」と思ったそうですが、母との関係修復が難しく、困っていたとのことです。

　その後は、危ない暖房器具は使わないように注意しています。

Q&A ⑫ 問題とされる行動

Q66 紙や布を裂いたり、物を壊したりします。どうしたら、やらなくなりますか？

A 認知症が原因で混乱し、感情的に不安定になって、周囲の物を壊すような行動をとることがあります。大声で止めたりするのではなく、静かに話しかけるようにしましょう。薬の服用で、改善することもあります。

　認知障害が進み、状況判断がうまくできなくなってくると、なぜ自分はここにいるのか、周囲の人が誰なのかなど、思い迷うことが多くなります。また周囲の人が助けてくれない、自分は孤立している、無視されているといった誤解が生じることもあります。こうしたことが重なると認知症の人は精神的に混乱しやすく不安定になり、落ち込んだり、興奮したりします。そして興奮が大きくなると、手近にある新聞紙や寝衣を破いたり、皿を投げたりという「破壊的な行動」をとるのです。このときは、認知症の人自身も何をしているのかわからなくなっています。破壊的行動は1回で治まることもあれば、何度も繰り返すこともあります。

　こうした行動をとっている認知症の人に理由を聞いても返事はなく、やめるように説得しても、止めることは難しいでしょう。無理に抱え込むなどしてやめさせても、認知症の人の気持ちは治まりませんので、同じことが繰り返されます。気分が落ち着くまで、やりたいようにさせておくしかありません。

　このようなことが起こりそうになったら、周囲には破いたり壊したりしてよい物だけを置くようにし、壊しては困る物や危険な物は素早く隠してください。繰り返すようなら、日ごろから部屋の中を片づけておくほうがよいでしょう。

　破壊的な行動を起こさないようにすることが大切ですが、何をきっかけに始まるのか理解できるとは限りません。しかし後から考えてみると、

家族の「おじいさん、またお漏らししたの？　ダメねえ」という一言がきっかけになっていることもあります。認知症の人にストレスを与えないように心がけることで、破壊的な行動が減ることもあります。

　破壊的行動を繰り返すようなら、少量の抗精神病薬（36 ページ参照）を服用してもらうことで防止できることもあります。医師に相談してみてください。

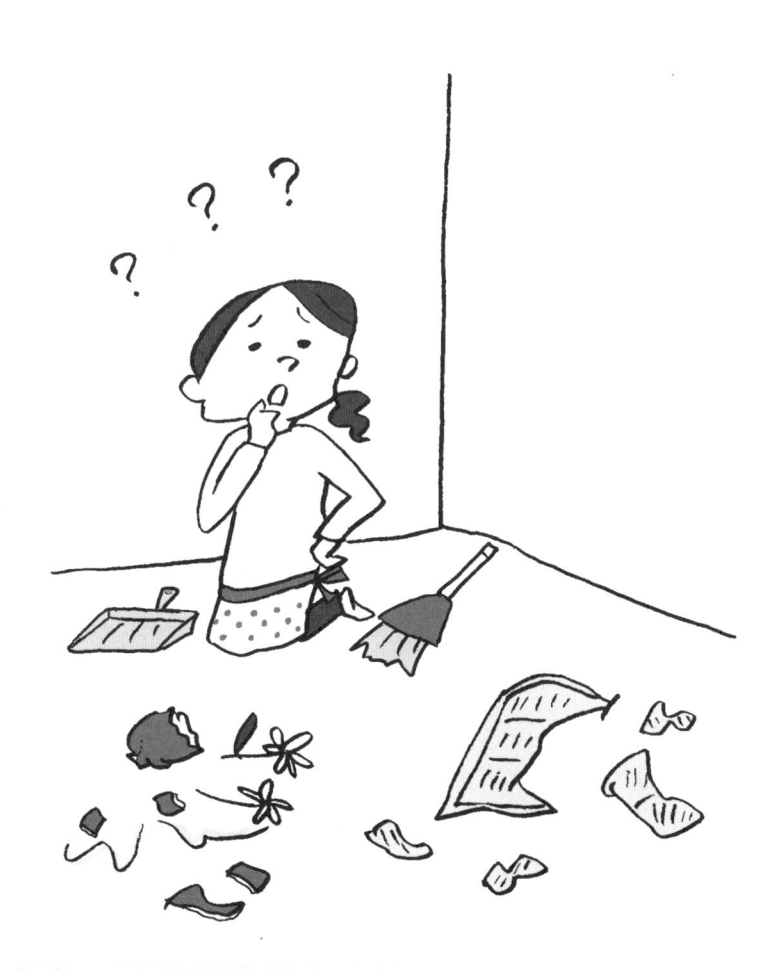

何がきっかけで破壊行動が始まったのか、
よく考えてみましょう。

Q&A ⑫ 問題とされる行動

Q67 突然、興奮して騒ぎ出し、大声で叫んだりします。どうしたらよいですか？

A 認知症の人は、幻覚や妄想による恐怖感から、大声をあげることがあります。その理由を聞いても、答えられるとは限りません。薬が有効な場合もあります。

認知症の症状の1つとして幻覚や妄想があり、それが原因で興奮したり大声を出したりします。

幻覚とは、ほかの人にはみえないものがみえたり(幻視)、聞こえない声が聞こえたり(幻聴)することです。たとえば「ポストの横に子どもが立っている」とか、「2階から誰かが呼んでいる」と言い張ることがあります[*1]。

妄想は、現実にはありえないことを現実だと思い込むことです。「誰かが襲ってくる」と言ったり、姿がみえない人と話したりするのは、妄想によるものです。すでに亡くなっている母親に会いに、実家に帰ろうとすることもあります。これは認知症の人によくみられる「昔に生きる」という状態ですが、ありえないことを現実だと思い込む妄想の一種です。

実際には起こっていないことでも、認知症の人にとっては現実のように感じられます。そのため、家族が否定したり説得しようとしても効果はありません。ありえない事柄でも、頭ごなしに否定したり説得を試みたりせず、認知症の人の言うことを、いったん受け入れるのが基本です。本人が困惑したりおびえたりしている場合は、「それは困りましたね。どうしましょうか？」と支えるような態度をとるのがよいでしょう。「誰かが襲ってくる」という場合は、「ちょっとみてきます」と探すふりをして、「家の周囲には怪しい人の姿はみえませんでした」と安心させるように話すと、おびえは軽くなるかもしれません。誰かと話しているような場合も、「どなたと話しているのですか？」と問いかけながら、「私にはよくみえませんが……」と遠まわしに否定することで話が途絶えるかもしれませ

ん。ただ、昔に生きている状態の認知症の人にとっては、親しく懐かしい人と話していることもありますので、本人に精神的な混乱がないなら、そのままそっとしておくほうがよいこともあります。

認知症の人が大声をあげる理由は、こうした幻覚や妄想だけではありません。認知症の人自身にもよくわからない不安や恐怖感を抑えきれずに、大声を出してしまうこともあります。

認知症の人が突然大声を出したら、それを止めようとするのではなく、「どうしたの？」と静かに理由を聞いてみましょう。「誰かが外にいる」と言った場合、「そうですか。でもその人はもういないようですよ」と安心させる言葉をかけてみると落ち着くかもしれません。

幻覚や妄想には、抗精神病薬（36ページ参照）が有効なことがあります。少量を短い期間、服用すると症状が和らぐことがあります。

*1：幻覚と似た症状で「錯覚」がありますが、これは実際にある物や人を違って解釈することをいいます。

介護経験者の声

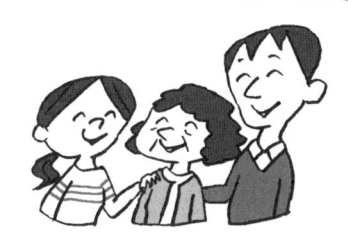

騒ぎや妄想の症状が薬で改善　　　　　　Iさん（59歳）

94歳の姑（しゅうとめ）は、一見、「普通の人のよいおばあちゃん」でした。しかし夕方や夜になると、息子や娘の名前を大声で連呼したり、人の悪口を言ったりするのです。そのうち、物盗られ妄想、被害妄想、つくり話がひどくなり、騒ぎも頻繁になりました。困り果てて精神科を受診したところ、症状に合った薬が処方されました。服用を始めて1週間、今までの大変さが嘘（うそ）のように、症状が改善されました。

Q&A　12 問題とされる行動

Q68 嫁の胸やお尻をさわったり、入浴しているのをのぞいたりします。どうしたらよいですか？

A 認知症の人は、状況を判断して自らを抑えながら性的な関心を満足させることができにくくなります。過剰な性的関心を示されるのは不快ですが、感情的になるのはよくありません。うまく拒むのがよいでしょう。

　男性の認知症高齢者にみられるケースです。これは身体的欲求のほかに、性に対するとらえ方の違いがあると考えられます。こうした性的関心が妻に向き、ときに性交を求めることがあっても、過剰だったり無理強いするのでなければ、特に問題にはならないでしょう。しかし、同居している息子の妻（嫁）に関心が向く場合も考えられ、胸や尻をさわる、入浴や着替えをのぞくといったことが起こります。

　認知症になると状況を判断する力が低下し、してよいこと、してはならないことの判断ができにくくなり、欲求に従って行動してしまいます。倫理的観念や状況判断抜きに、性的な関心の向くままに行動するようです。

　性的行動の対象は、身近な妻や嫁が多くなりますが、特に嫁は驚き、嫌悪し、拒絶するのは当然でしょう。頻繁にそのような行動をされると、家から出て行きたくもなります。しかし実際にはそれもできず、認知症である義父の性的行動に向き合わなければなりません。だからといって事を荒立てると、義母や夫から「あなたがお父さんを誘惑した」などと言われ、理不尽な誤解を受けたり、とり返しのつかないことにもなりかねません。

　胸をさわられたら、軽く手を握りかえし「お父さん、そんなことをしたら、いけませんよ」とやんわり注意するのもよいでしょう。入浴しているのをのぞかれた場合も同じようにたしなめて、浴室に鍵をかけるよ

うにしましょう。認知症の義父自身も何となく悪いと思いつつ、そのような行動をとっていることもあるので、1回だけでしなくなることが多いようです。それでもやめない場合は、「認知症 電話相談」(190ページ参照)などに相談してみましょう。

妻が性交を求められたときも、困惑したり不快に思ったりするでしょう。しかしそうした行為が実際に可能なことは少なく、「また後で」などと軽く拒んで気をそらせたり、夫の性器を軽く握る程度で満足することが多いようです。

また、認知症の男性が家族の前などで性器を出したり、さわったりする行為も、家族を困惑させる性的に不適切な行動の1つです。認知症になる前は、癖で陰部をいじることがあっても、人前では自制していたはずです。それが認知症になったために状況判断ができにくくなり、思うままに行動してしまうようです。

こうした行為は、デイサービスやショートステイを利用しているときに起こることもあります。報告を受けた家族は、困惑し恥ずかしく思うでしょうが、こうした行為に似た些細なしぐさに気づいて、不適切な行為が大きくならないうちに注意することは可能でしょう。認知症の人にとっては積極的な意図はなく、何気なく行っていることが多いので、「おじいさん、こんなところで何しているんですか?」と軽くたしなめることで、治まることもあります。また、それらしい行為が始まったときは、別な場所に連れていくのもよい方法かもしれません。

こうした行為は、1日中、何もすることなく暮らしている認知症の人に現れることが多いようです。認知症の程度にもよりますが、認知症の人にもできることは多く残っていますので、部屋の掃除、料理の手伝い、食卓の片づけ、昔の思い出を語ってもらうなど、残った機能を生かすような生活を送ることで、性器をいじったり、出したりという行為は少なくなります。

Column 認知症の人の終末期ケア

　早い遅いの違いはあっても、認知症の人は、いずれ死を迎えることになります。死亡原因は、認知症ではない人と同じように、多くはがん、心筋梗塞、脳血管障害、肺炎など致命的な身体の病気です。しかし認知症の人の場合、アルツハイマー病そのもので死を迎えるケースもあります[*1]。

　終末期ケアは、死に向かいつつある人が、それまでの生活の質を維持したまま最期まで生きることに対する支援です。「死に向けた生の支援」といってもよいでしょう。こうしたケアは、介護職、医師ら医療職、家族（場合によっては本人）なども加えたチームによって進めることが大切です。それは病院でも介護施設でも在宅でも同じことです。

　ではここで、認知症の人の最期をどのように考え、どのように援助することが望ましいのか、考えてみましょう。

認知症の人の終末期とは

　認知症の人の終末期ケアを行う場合、認知症ではどのような状態が終末期なのか、基準を決めておく必要があります。基準が曖昧だと、終末期でもないのに終末期ケアを始めてしまうことになるかもしれません。筆者は認知症の終末期を狭義と広義に分けて、表1のように定義しています。こうした定義に基づき、判断の手順を踏んで終末期を決めるべきでしょう。

どのように、意思確認をするか

　認知症の人の終末期ケアの難しさは、本人の意思確認ができにくいことです。認知症ではない人については、がんの終末期でも

表1 認知症の終末期の定義

狭義	広義
①認知症がある。 ②意思疎通がきわめて困難か、不可能な状態である。 ③認知症の原因となる病気によって、嚥下困難か不可能な状態である。 ④これらの3つの状態が、よくならない状態である。	①狭義の状態である。 または ②認知症があり、認知症の原因となる病気とは別の身体的な病気が終末期の状態である。

本人への意思確認が可能ですが、認知症の人にはインフォームド・コンセント[*2]が成り立ちにくくなります。たとえ書面で記録を残しても、書かれた内容についての記憶がなく、自分の意思を述べたり同意したのを忘れることが多いからです。

　本人の意思に代わるものとして家族の意思が尊重されますが、一言で「家族」といっても、認知症の人の意思を最も代弁する家族が誰であるかを決めるのは容易ではありません。家族が本人の意思を代弁するとしても、延命的な医療を選択するか、延命的でない医療を選択するかは迷うところです。たとえば、重度のアルツハイマー病になると、食べ物を飲み込めなくなり食事量が減ってきます。これは終末期と考えられますが、栄養などを補給すれば延命は可能です。そのための方法の1つとして、胃ろう[*3]をつくって管から栄養剤を胃に流す方法があります。しかし、この延命方法を認知症の人が本当に望んでいるかどうかは、わからないことが多いのです。

終末期の生活の場

　終末期をどこで過ごし、最期をどこで迎えるかの選択も、家族

が行います。在宅は本人の希望に合っているかもしれませんが、家族の負担は軽くありません。また24時間体制の在宅医療を利用できなければ難しいでしょう。病院であれば、安全で安心できる終末期ケアを受けることができますが、認知症の人が本当に望む療養環境かどうかは、はっきりとはわかりません。

　近年は、終末期ケアに取り組む特別養護老人ホームやグループホームが増えています。特別養護老人ホームやグループホームは、認知症の人にとって住み慣れた生活の場となっており、介護職も認知症の人をよく理解し、ふさわしいケアが行えることが多いようです。

＊1：アメリカでは2006年の死亡原因の第6位がアルツハイマー病です。しかし日本では、主な病気がアルツハイマー病でも死亡原因とすることはまれです。
＊2：「説明と同意」と訳されていることが多いですが、医師の意向に同意するという意味合いにもなるため、患者の立場からは「説明と選択」とすることが望ましいです。
＊3：胃内視鏡を使って、腹部から胃に通じる小さな穴を開けて管を通す、比較的簡単にできる手術で、急速に普及しています。

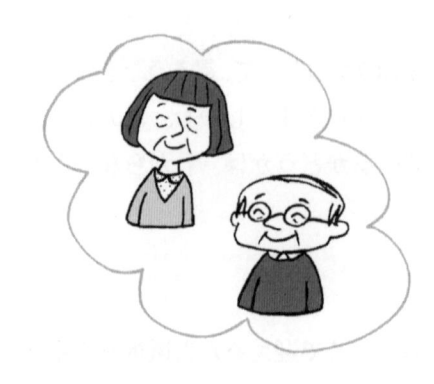

第 3 部

認知症を理解しよう

認知症とは、どのような病気なのか、
何が原因か、
認知症の人の心理的な特徴、
それに合わせた介護の基本などを
わかりやすく説明します。
また、認知症予防のヒントや
認知症にならないための 10 か条も
ご紹介します。

認知症とは――「もの忘れ」や「ぼけ」との違い

　認知症とは状態を示す医学用語で、原因となる病気はさまざまです。認知症はもの忘れが中心的な症状ですが、もの忘れがあるからといって認知症であるとは限りません。

　医師が認知症と診断するときの基準として最も広く使われているのがアメリカ精神医学会の「精神障害の診断基準」です[*1]。表1の①～⑤のすべてを満たす状態を認知症としています。

表1　認知症の診断基準

①　もの忘れがある。
②　失行、失認、失語、実行機能障害のいずれかがある[*2]。
③　①と②のために生活に支障をきたす。
④　①と②の原因として脳の病気があるか、あると推測できる。
⑤　意識ははっきりしている。

（アメリカ精神医学会『精神障害の診断と統計の手引き　第4版』より）

　この診断基準はもっぱら状態から判断していますので、医師以外の介護職や家族が使ってもよいでしょう。ただし、④の原因については、医師の診断が必要です。

　簡単に言い換えると、認知症とは「脳の病気によってもの忘れがあり、一人での生活が困難な状態」と言えます。また、認知症は18歳以降に起こる状態で、18歳未満で発病した同じような状態は「知的障害」と呼び、認知症とは区別します。また認知症はさまざまな病気によって生じ、すべてが進行するわけではありません。アルツハイマー病は進行しますが、

[*1]：正式には『精神障害の診断と統計の手引き　第4版』で、英語の略称DSM-Ⅳがよく使われます。

[*2]：失行＝運動麻痺がないにもかかわらず、目的に適った行動ができにくい状態。
　　　失認＝目はみえるが、対象が何であるかの認識ができにくい状態。
　　　失語＝意味ある言葉が出にくく、言われた言葉を理解しにくい状態。
　　　実行機能障害＝自分がおかれた状況を総合的に判断し、的確な行動をとる機能が障害されている状態。

頭部外傷による認知症は進行しません。正常圧水頭症（せいじょうあつすいとうしょう）(157ページ参照)のように治る認知症もあります。

認知症には必ずもの忘れがありますが、もの忘れは多くの高齢者にみられるありふれた症状です。もの忘れがあるだけでは、認知症とは言えません。健康な高齢者は、もの忘れはあっても自分なりに状況判断や注意ができ、一人で生活することが可能です。

「ぼけ」という言葉は日常的によく使われる単語ですが、医学用語としては曖昧（あいまい）であるという理由で、最近は使われることが少なくなりました。しかし筆者は、「ぼけ」という言葉には温かみがあり、捨てがたい日本語だと思っており、認知症と同義で、時々使います。ただし、医師によっては認知症ではなく正常でもない「病的な記憶障害」を、「ぼけ」と呼ぶこともあります。

なぜ、認知症になるのか

認知症の原因は、基本的には脳の病気であり、そのうち日本で最も多いのはアルツハイマー病です。最近の調査では、認知症の60％を占めているとの報告もあります。次に多いのが、脳梗塞（のうこうそく）や脳出血などの脳血管障害です。そのほか、原因としては多くありませんが、正常圧水頭症、レビー小体病、ピック病などさまざまな脳の病気によって認知症が引き起こされます。

アルツハイマー病と脳血管障害による認知症は、治ることはありません。特に、アルツハイマー病は進行します。そのほかの病気の場合、経過はさまざまで、治るもの、よくも悪くもならないもの、進んでしまうものがあります（157〜158ページ参照）。

こうした脳の病気を筆者は「認知症の一次要因」と呼んでいます。しかし認知症という状態は一次要因だけで決まるものではありません。認知症の人の身体状態、精神状態、生活環境が、認知症をよくしたり、悪くしたりするのです。筆者はこれを「認知症の二次要因」と呼んでいます。

二次要因のうち、まず身体状態として、発熱、脱水、貧血などがあると、認知症は悪化しやすくなります。下痢が続き脱水状態になると認知症が悪化しますが、点滴などをして十分水分をとり、脱水状態を治すと、認知症は改善されます*3。

　精神状態としては、不安、緊張、混乱、うつ状態などが認知症を悪くします。アルツハイマー病の人がうつ状態になると、認知症が悪くなったようにみえます。しかしうつ状態を治すことで、元の認知症の状態に戻すことができます。

　生活環境は、介護する人と居住環境とに分けることができます。介護する人が、認知症について理解があり、適切な介護をしていると認知症が進まないことがあります。また、気持ちが和み安心できるグループホームのような居住環境で生活することで、認知症の人が落ち着き、症状が改善することもあります。

　認知症は、脳の病気である一次要因と、3つの状態（身体状態、精神状態、生活環境）である二次要因で決まると理解しておくと、認知症をより正しく把握しやすく、適した介護につながるでしょう。

認知症の原因となる病気

①アルツハイマー病

　アルツハイマー病は、日本では認知症の原因として最も多い病気です*4。アルツハイマー病による認知症を、アルツハイマー型認知症といいます。

　アルツハイマー病は、いつとはなしに始まる進行性の病気です。最初の症状は、もの忘れです。鍵(かぎ)のかけ忘れ、スーパーでの買い忘れなど、日常生活で些細(ささい)なもの忘れが出てきます。健康な高齢者の場合は、多少

---

*3：医師として経験的に認めていることですが、健康な人でも重度の脱水になると認知機能が低下します。
*4：ドイツの医師アルツハイマーが、1906年に初めてこの病気を報告したので彼の名前がつけられました。

のもの忘れがあってもあまり進行しませんが、アルツハイマー病では症状が進み、もの忘れだけでなく、判断や学習する能力が低下します。仕事のミスが多くなる、道に迷う、自動車の運転がうまくできなくなるなどの失敗が増え、日常生活に変化が生じて、さまざまなことを一人でするのが難しくなります。さらに進むと、直前のことも忘れ、友人、家族の名前や顔がわかりにくくなります。やがて頻回な失禁、歩行困難が起こり、食べ物の飲み込みが悪くなり、やせ細って命にかかわる状態になることもあります。

しかし、こうした変化がすべてのアルツハイマー病の人に起こるわけではありません。進行の度合いには個人差があり、年齢が若いほど進行が早い傾向にあります。

アルツハイマー病の人の脳の中で、どのような変化が起こっているのでしょうか。すべてが解明されたわけではありませんが、最も有力な仮説は、アミロイドベータというタンパクが神経細胞に蓄積し、細胞の働きを弱め死滅させるというものです。この仮説に基づいて、アミロイドベータタンパクに対する薬の開発が進んでいますが、まだ有効な薬はできていません。

アルツハイマー病は複合的な原因で起こると考えられ、高血圧、糖尿病なども発病に関係するとされています。

また、アルツハイマー病の一部は遺伝しますが[*5]、病気全体のごく一部で、遺伝はほとんど関係しません[*6]。こうしたことから、アルツハイマー病の予防は不可能ではないとみなされています。

なお、日本で承認されているドネペジル（商品名：アリセプト®）などの薬は、症状を遅らせる効果はありますが、アルツハイマー病の進行を抑えるものではありません。また、すべてのアルツハイマー病の人に効くわけではなく、効果の出る期間も限られています。

[*5]：家族性アルツハイマー病といいますが、まれな病気です。
[*6]：脂質に関係するアポタンパクのある種の遺伝子をもっていると、アルツハイマー病になりやすいとされています。

②脳血管障害

認知症の原因として日本で2番目に多いのが、脳血管障害です。脳血管障害による認知症を、脳血管性認知症あるいは血管性認知症といいます。

脳血管障害はひとくくりに「脳卒中」とも呼ばれますが、脳の動脈が詰まる「脳梗塞」、動脈が破れる「脳出血」、脳の動脈壁の先天的に弱い部分にできる動脈瘤という袋が破れて起こる「くも膜下出血」を総称したものです。この3つの病気のうち、脳梗塞が認知症の原因としては最も多いです。

脳血管性認知症は、脳梗塞を起こしてすぐ生じることは少なく、最初は右あるいは左のどちらか片方の手足の運動麻痺や感覚麻痺が発生することがほとんどです。脳梗塞の再発を繰り返しているうちに、認知症が現れてきます。したがって、脳梗塞の再発がなければ、脳血管障害があっても認知症にならないことが多いのです。ただし、少数ではありますが、朝起きたらどこにいるのかわからない、家族の名前が言えなくなるといった認知症の症状だけが出る脳血管障害もあります。

85歳以上のかなり高齢になると、脳の複数の細い動脈が次々と詰まり、いつとはなしに認知症が現れるケースもあります。その場合は、アルツハイマー病とよく似た変化が起こります。

脳血管性認知症は、アルツハイマー型認知症とは違い、進行性とは限りません。脳血管障害を起こしやすい高血圧、糖尿病、脂質異常症（高脂血症）、心房細動[*7]などの病気（これらを脳血管障害の「危険因子」という）を適切に治療することで、進行を止めたり、改善することも不可能ではありません。以上のことから、認知症の原因がアルツハイマー病か脳血管障害かを見分けておくことはとても重要です。

高齢になると、アルツハイマー病と脳血管障害の2つが原因となって起こる認知症もあります。これを「混合型認知症」といいます。

脳血管障害の危険因子の治療を適切に続けることで、脳血管障害の発

[*7]：不整脈の一種で、心電図で心臓の細かい動きを認めますが、自覚症状がないことも少なくありません。

病や再発を防ぎ、ひいては脳血管性認知症を予防することができます。そのため、血液が固まりにくくなる薬*8を予防的に使うこともあります。

③そのほかの病気

　アルツハイマー病、脳血管障害という二大原因以外にも、多くの脳の病気で認知症になります。治るもの、よくなるもの、よくも悪くもならないもの、進んでしまうものなど、原因によって経過はさまざまです。

　認知症の原因となる、主な病気を簡単に説明しましょう。

慢性硬膜下血腫：頭部を打った後、数日から数か月後に頭蓋骨の内部にある硬膜の下に血液の塊（血腫）ができ、意識障害、運動障害、認知症などを起こすことがあります。早期に血腫をとり除けば、認知症は治ることがあります。

頭部外傷：頭を強く打って意識が一時的に低下し、その後、回復してから認知症が現れることがあります。認知症の症状は改善しません。

正常圧水頭症：脳や脊髄の周囲にある液（脳脊髄液）の循環障害による病気で、認知症、歩行障害、失禁を主な症状とします。早期に、脳室（脳の内部にある空間）から腹腔まで、皮膚の下に細いチューブを埋めて循環を改善する処置を行うと、認知症が治ることがあります。

脳腫瘍：良性でも悪性でも、腫瘍の場所によって認知症が現れることがあります。

低酸素脳症・無酸素脳症：窒息や一時的な心臓停止などによって、脳の神経細胞が酸素欠乏状態になり、長期にわたって認知症が続くことがあります。

前頭側頭型認知症（ピック病*9など）：生活や性格の変化が目立ち、その後、認知症が現れます。若年期認知症の主な原因の1つで、進行性です。

レビー小体病*9：1日のうちに変動する認知障害、パーキンソン病のような運動障害、幻視の3つが特徴的な症状です。脳に広く異常な物

---

*8：よく使われているのは少量のアスピリンです。
*9：ピック、レビー、パーキンソン、クロイツフェルト、ヤコブは、病気を報告した医師の名前です。

質であるレビー小体を認めます。

パーキンソン病[*9]：歩行障害などの運動障害が主な症状ですが、進行すると認知症が現れることがあります。

進行性核上麻痺：眼球の運動障害、歩行障害など神経症状に加えて、認知症も現れる、進行性の病気です。

大脳皮質基底核変性症：手足のぎこちない動き、左右差のある振戦（ふるえ）の症状があり、進行すると認知症が現れます。

変異型クロイツフェルト・ヤコブ病[*9]：異常なタンパク質からなるプリオンによる伝染性の病気で、歩行障害などの神経障害のほか、認知症が現れ、進行が早い病気です。狂牛病で話題になりました。

アルコール性脳症：長期に大量の飲酒を続けていると、アルコール性認知症になることがあります。早期に断酒すれば改善します。

初期認知症と軽度認知症の違い

①初期認知症とは

認知症の初期というからには、中期があり末期があるわけで、進行性の認知症に限って初期といえます（21ページ参照）。認知症の原因として最も多いアルツハイマー病がこれに該当します。アルツハイマー病は、診断基準として進行性であることが条件になっています。しかも、その病気の進行を止める治療法がないのが現状です。

アルツハイマー病と診断され告知された人でも、初期にはまだ認知機能の低下が少なく、できることも多く残っています。この時期にこそ、失敗を繰り返しながらも、できることを行い、しておきたいことをし、これから先のことを考え、自分の思いや期待を家族に伝えられるのです。同時に自分の記憶や判断力が低下していくことの寂しさ、悔しさ、恐ろしさに思い悩む時期でもあります。

初期認知症の人とその家族を理解し支えることが、医療職や介護職、そして社会に求められています。

②**軽度認知症とは**

　軽度認知症とは、認知障害の程度が軽度な状態のことです。もっともアルツハイマー病の初期は軽度な状態でもあるわけで、進行性の認知症の場合はこの２つの状態が重なっています。

　軽度認知症の人は、認知機能の低下が進行するとは限りません。脳梗塞や頭部外傷などが原因の認知症では、軽度のまま止まり進まないこともあります。こうした認知症の人は、日常生活でできることを行いながらその機能をできるだけ維持し、できないことは周りの人に補ってもらうようにします。家族や介護職は、本人のできること、できないことを理解しながら支援します。

認知症になると──認知症の人の心理

　認知症は治らないことが多いので、認知症の人の介護をするためには、認知症の人の心理を理解することが重要です。その心理の特徴は４つあります。

・**もの忘れ**

　もの忘れは、認知症の人の基本的な症状です。もの忘れのない認知症はありません。もの忘れとは、新しくて大切なことを覚えにくく、忘れてしまうことです。認知症のない健康な高齢者は、新しいことが覚えにくくても、新しくて大切なことは覚えることができます。また、覚えにくいと自覚してメモをとるなど、自分のもの忘れを補うことができます。

　健康な高齢者は、夕食をすませた後、何を食べたか食事の内容をすべて覚えていなかったとしても、食べたこと自体を忘れることはありません。しかし認知症の人は、夕食を食べたこと自体、すっかり忘れてしまうのです。

　こうしたもの忘れのある認知症の人は、数分前にみたこと、聞いたこと、言ったこと、したことまで忘れてしまっているので、「さっき言ったでしょう？」とか「同じことを何度聞くの？」と言っても困惑するだけです。

・判断力の低下

　もの忘れとともに、判断力が低下します。

　その1つとして、時間の流れのなかでの判断力（時系列的判断）の低下がみられます。たとえば認知症の人は、「今朝は掃除をしたので、昼は買い物に行き、夜はテレビをみよう」といった判断ができにくくなります。時間の概念に頼らずに、その時々で対応する必要があります。

　抽象的な判断力も低下します。なぜここにいるのか、世話をいつまでしてくれるのかなど、抽象的なことがよくわからなくなります。交差点の信号をみて、赤青黄の3色を言うことはできても、その色が何を意味するかまでは理解できにくくなり、赤でも道を渡ってしまうかもしれません。

　さらに、物事を総合的に判断することができにくくなります。たとえば、尿意をもよおしたとき、どの程度がまんできるか、トイレはどこか、どのくらいの時間でたどりつけるかなどを、総合的に判断して行動することができにくくなります。

・過去に生きる

　認知症の人が、退職してかなりの年月が経っているにもかかわらず、朝になると「会社に行く」と言い張って出かけようとして、家族を困惑させることがあります。また子どもたちは独立して夫婦2人だけで生活している認知症の女性が、夕方になると「子どもが帰ってくる。夕食の用意をしなければ」と落ち着かなくなることがあります。

　こうした言動は、認知症、特にアルツハイマー病の人に特徴的な「過去に生きる」状態と考えられます。アルツハイマー病を発病すると、発病後の記憶を保持できません。また、病気の進行とともに発病前にさかのぼって記憶が曖昧になり、失われるようになります。

　「過去に生きる」という認知症の人の心理を知ることで、言動がより理解できるかもしれません。また、「過去に生きる」認知症の人を現実に引き戻すことがよいとばかりは言えません。むしろ「過去に生きる」状態を受け入れたほうがよいこともあります。

たとえば、認知症の夫にとって、歳をとった現在の妻は妻ではなく、「世話をしてくれる親しい女性」となることがあります。それは寂しいことですが、頭から否定したり訂正するのではなく、妻はそのふりをして対応するほうが、認知症の人の精神状態が安定することもあるのです。

・感情は残る

認知症で認知機能の低下は起こりますが、それ以外のこころの活動である「感情」「思い」「期待」「プライド」「性格」は残っていることが多くあります。好きな物を食べたことは忘れても、食べているときの満足感はありますし、花見に行ったことは忘れても、桜をみてきれいだと思う感情は残っています。この残っている感情に十分配慮することが、認知症の介護にはとても重要です。一方で、感情がからむことで、認知症の介護はより難しくなるとも言えます。

感情が残っている認知症の人にとっては、話の内容よりも話の仕方や言葉づかいが大切です。また、和める雰囲気づくりも心がけましょう。

なお、性格については、認知症の状態によって、変化しないこともありますが、より鋭くなる、より穏やかになるなど、さまざまな変化があります。

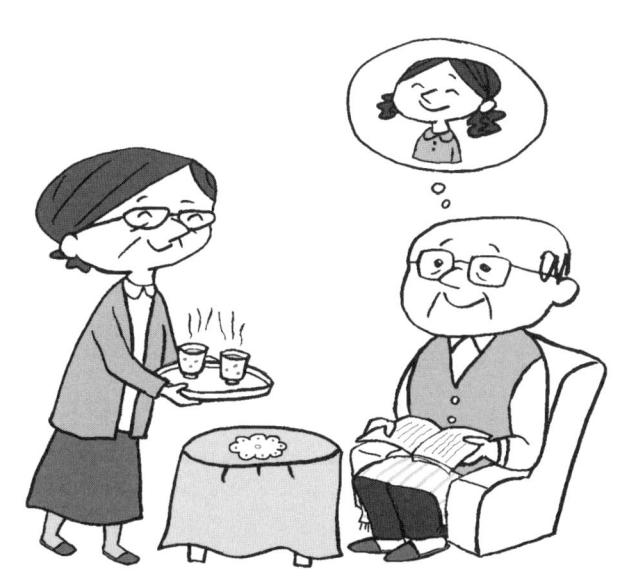

認知症介護の基本

認知症の人をどのように介護したらよいかは、認知症の原因、認知症の人の心理の特徴から、いくつか基本的なポイントをあげることができます。そのうち特に大切なのは、「認知症の人を知る」「できることをしてもらう」「過去に生きることを受け入れる」「感情に配慮する」の4つです。

・認知症の人を知る

認知症の人の状態や症状は、認知機能の低下に加え、その人の生活習慣や性格などによってさまざまです。認知症という病気だけでなく、認知症の人本人について知ることが、介護の最も基本となります。

まず、もの忘れなど認知機能の程度と内容を理解します。認知症の人が、日常生活でできること、できないことを知りましょう。認知症の原因となっている病気についても知っておきます。さらに、どのような生活習慣があるか、どのような人生を送ってきたか、性格なども、とても大切な介護のための情報です。

・できることをしてもらう

症状をこれ以上悪くしない、あるいは進行を少しでも遅らせるためには、「できないこと」ではなく、「できること（残存機能）」に注目し、それに働きかけることが大切です。認知症の人が自分にできることをするのは、自尊心を高め、精神的安定につながります。できないことは家族が補うようにします。たとえば、失禁はあるが、野菜を上手に切れる人であれば、排泄のときはトイレに連れて行きますが、食事の支度は手伝ってもらうようにするのです。

・過去に生きることを受け入れる

認知症、特にアルツハイマー病による認知症の人では、あたかも過去に生きているようなる状態になることがあります。現実に戻すことは容易ではなく、むしろ「過去に生きること」を受け入れたほうがよい場合も少なくありません。

たとえば80歳の認知症の男性が、30年間の記憶を失い、記憶のしっかりしている50歳の世界に生きているような状態になることがあります。その場合、妻が5歳年下であれば、45歳です。しかし、現実の妻は75歳。過去に生きている状態の認知症の男性にとって、目の前の女性は妻ではなくなるかもしれません。そのため、妻に向かって「失礼ですが、どなたですか？」と問うこともあります。妻は驚き、情けなく思いながら、妻であることを説明し、わからせようとするでしょう。しかし、昔に生きている認知症の男性には理解できません。

　周囲が暗くなると、「家に帰る」と言い張ることもあります。すでに、実家は孫の世代が暮らし、兄弟姉妹は誰も住んでいないと説明しても、昔に生きている認知症の男性にはわかりません。「家に帰らなければ」との思いが強くなり、外出してしまいます。妻としては説得したくなりますが、効果はありません。こんなときは、むしろ「近所のおばさん」の役を演じて、少し離れて歩き、あたかも偶然に会ったかのようにして、「もう暗いから私の家に泊まって、明日にしたらどうですか」と誘う演技をすることで、認知症の男性は「おばさん」の家、すなわち自分の家に帰り、ゆっくり休むことができるでしょう。

　介護者は認知症の人の世界に合わせて演技が必要なことがあります。寂しいことですが、これは認知症の人の精神的な安定につながる有効な対応です。

・感情、思い、期待、プライドに配慮する

　認知症の人は、認知機能は低下していますが、人としての感情、思い、期待、プライドはもっています。こうした感情に十分配慮し、思いを尊重し、プライドを傷つけないように注意しましょう。

　言葉づかいには、特に配慮しなければなりません。たとえば元大学教授の認知症の人には、「おじいさん」ではなく「先生」や「教授」と呼ぶようにするとよい場合もあります。

　認知症の人の介護の基本として、さらに以下の6つのポイントをあげ

ることができます。

・身体状態を把握する

　認知症の人の身体面についても知っておきましょう。肺炎など急性の病気や骨折などのけがは、早期に発見し治療を受けることが大切です。認知症の人は、自分の身体的な変化について正確に理解したり伝えることができにくくなっているので、家族で気づく必要があります。また高血圧、糖尿病などの病気があれば、その治療も不可欠です。

・身の安全を守る

　認知症の人は、自分で自分の身を守ることができにくくなっています。また、感覚機能も衰えてきますので、認知症の人の身の安全を守ることはきわめて大切な介護の1つです。屋内では転倒、転落、溺水、熱傷など、屋外では交通事故、熱中症などの危険があり、ときに生命を落とすこともあります。できるだけ身体拘束をせずに、身の安全を守る工夫をしたいものです。

・周囲の人の理解と協力を得る

　認知症の人を在宅で介護する場合、特定の家族だけに負担がかかることが多く、また「老老介護」「病病介護」といわれるように、高齢者世帯では、認知症の夫を障害のある妻が介護していることもまれではありません。共倒れになる危険を避けるために、ほかの家族、親族、近隣の人たちに認知症と認知症の人の介護について理解と協力を得ることは、本人にとっても介護者にとっても大きな支えとなります。

・地域の介護保険サービスを利用する

　認知症の人の在宅介護は、家族だけで続けられるものではありません。介護保険制度が始まってからは、地域で利用できる介護保険サービスも多くなりました。このサービスについて知り、上手に利用することが在宅介護の鍵になります。

・認知症の人の人権を守る

　認知症の人は、自らの人権を守ることができにくくなり、身体拘束や虐待などを受けやすい立場におかれています。このことを家族、介護職、

医療職、地域の人など、認知症の人にかかわるすべての人たちは十分に自覚しておかなければなりません。

・**介護者自身のケアも忘れずに**

　認知症の人を長期間、介護し続けることは容易ではありません。介護者自身が心身ともに疲労困憊(こんぱい)すると、適切な介護ができなくなるばかりか、最悪の場合「介護殺人」「介護心中」に追い込まれかねません。こうしたことが起きないように、特に介護者自身が高齢の場合は、自らを"ケア"することを心がけましょう。介護保険のデイサービスやショートステイを上手に利用して、心身ともにリフレッシュするとよいかもしれません。

　また、孤独感の軽減や悩みを解消するために、「認知症と家族の会」などが開催する、家族の集いに参加するのもよいでしょう。

表2　認知症の人を上手に介護するための10のポイント

Point1	認知症の人を知る。
Point2	できることをしてもらう。
Point3	過去に生きることを受け入れる。
Point4	感情、思い、期待、プライドに配慮する。
Point5	身体状態を把握する。
Point6	身の安全を守る。
Point7	周囲の人の理解と協力を得る。
Point8	地域の介護保険サービスを利用する。
Point9	認知症の人の人権を守る。
Point10	介護者自身のケアも忘れずに。

若年期認知症

若年期認知症*10 は文字どおり、若年期に発症する認知症のことですが、若年期を 40 歳以上 64 歳までとする場合と、18 歳以上 64 歳までとする場合があります。若年期認知症の特徴は、以下のとおりです。

・原因となる病気が多い

若年期認知症では、アルツハイマー病や脳血管障害による割合が少なくなり、頭部外傷、脳腫瘍、ピック病、レビー小体病、アルコール性認知症など、ほかの原因が多くなります。原因となる病気によって治療や介護方法が異なります。

・介護方法がさまざま

若年期認知症の人の介護の基本は高齢の認知症の人と同じですが、その原因となる病気は多様であり、介護方法が少しずつ異なります。とりわけピック病の人の介護は、認知障害が軽度でも、性格や生活態度の変化（万引きをする、だらしなくなる、自分勝手な行動をとるなど）が目立つため、アルツハイマー病や脳血管障害による認知症より困難なことが多いとされています。

・収入の減少

働き盛りの時期に認知症を発症することで仕事ができにくくなり、解雇されたり、自営業をやめざるをえなくなり、収入が減少して経済的に困窮することがあります。障害者年金などである程度の所得は保障されますが、収入が減少するため、子どもが学校をやめて仕事に就かなければならないこともあります。また、家計を支えるため仕事と介護の板ばさみで、苦しむ人も少なくありません。

・子どもへの心理的な影響

成人前の子どもにとって、認知症になった親の姿は理解しがたくつら

---

*10：よく似た用語に「若年性認知症」「若年認知症」がありますが、厳密に使い分けられているわけではありません。以前は「初老期認知症」という用語も使われていましたが、最近は使われなくなっています。

いものです。それが原因で、不登校や家出が起こる可能性もあります。また若年期認知症の親がいることで、子どもの結婚に影響するかもしれません。介護する家族（特に夫や妻）は、若年期認知症の人と子どもとの関係に悩むことがあります。

・**介護保険サービスを利用しにくい**

　介護保険制度では、一部の若年期認知症しか対象になりません[*11]。たとえ要介護認定を受けていても、サービスが利用できるとは限りません。若年期認知症に合った介護保険サービスは、ほとんど整っていないのが現状です。

＊

　「認知症の人と家族の会」などが、若年期認知症に取り組んでいます（64～69ページ参照）。家族の集いに参加して、より具体的な介護の方法や関連する情報を得るとよいでしょう。

認知症の予防──認知症になりやすい状態、なりにくい状態

　最近の10年で、認知症の予防に関する科学的調査や研究報告が相次いでおり、どのような状態の人がアルツハイマー病などの認知症になりやすいかがわかってきました。アメリカ、ヨーロッパ、日本で、数百人から数千人の住民を対象に、長期にわたる追跡調査が行われています。

　こうした調査からわかってきたことは、以下のとおりです。

＜認知症になりやすい状態（危険因子）＞

高血圧：フィンランドで地域住民2,300人を26年間追跡した調査によると、最高血圧が160mmHg以上の人は、140mmHg以下の正常血圧の人より2.3倍アルツハイマー病になりやすいことがわかりました。脳血管性認知症についても同じような結果が出ています。

脂質異常症（高脂血症）：ホノルルの日系アメリカ人約3,000人につい

＊11：頭部外傷や脳腫瘍による認知症は対象外です。

て1960年半ばから約35年間追跡した調査によると、脂質異常症（高脂血症）の人ほど脳血管性認知症になりやすいことがわかりました。そのほか、脂質異常症（高脂血症）の人はアルツハイマー病になりやすいという報告もあります。

糖尿病：九州大学が福岡県久山町で1985年から20年間行った追跡調査によると、糖尿病の人は糖尿病でない人の約3倍アルツハイマー病になりやすいことがわかりました。

そのほか：肥満、メタボリックシンドローム、喫煙、頭部外傷も、認知症の危険因子であるとするいくつかの調査報告があります。

＜認知症になりにくい状態（保護因子）＞

適量の飲酒：オランダで1990年から55歳以上の地域住民約5,000人を対象に、飲酒と認知症の関係について追跡調査したところ、少量の飲酒をする人は、まったく飲酒をしない人より認知症になりにくいことがわかりました。少量の飲酒とは、ビール350ml程度のことです。ただし、多量の飲酒はアルコール性認知症になる危険があります。

魚：フランスのある地域住民約2,000人の食事内容を、1991年から7年間かけて追跡調査したところ、1週間に1回以上、魚または海産物を食べる人のほうがアルツハイマー病になりにくいことがわかりました。

そのほか：地中海風の食事（オリーブオイルを多用）、カレー、野菜や果物のジュース、緑茶、運動、趣味、教育、社会活動などが、認知症になりにくい状態に関係するとの調査報告があります。

*

ただし、認知症になりやすい状態（危険因子）をすべてなくし、なりにくい状態（保護因子）を守ったとしても、認知症を完全に防げるわけではありません。しかし、これらを意識した生活に改めることで、認知症になる危険を減らせるかもしれません。これらは、日々の生活に生かせる予防法といえるでしょう。

表3 認知症の危険因子と保護因子

危険因子	保護因子
高血圧	適量の飲酒
脂質異常症（高脂血症）	魚
糖尿病	地中海風の食事
肥満	野菜や果物のジュース
メタボリックシンドローム	運動、趣味
頭部外傷など	社会活動など

認知症にならないための10か条

認知症の予防については、いくつかの提案が公表されています。なかでも、アメリカ・アルツハイマー病協会[*12]が提唱する「脳を守る10か条」[*13]は、わかりやすくまとめられています。

◉ 脳を守る10か条 ◉

1 頭が第一

健康は脳からです。最も大切な身体の一部である脳を大切にしましょう。

2 脳の健康は心臓から

心臓によいことは、脳にもよろしい。心臓病、高血圧、糖尿病、脳血管障害にならないように、できることを毎日続けましょう。これらの病気があると、アルツハイマー病にもなりやすいのです。

3 自分の値を知ろう

体重、血圧、血中コレステロール、血糖が望ましい値かどうか知り、よい値に保ちましょう。

4 脳に栄養を

脂肪が少なく、酸化を抑える抗酸化物（ビタミンEなど）が多く含ま

---

*12：アルツハイマー病などの認知症にかかわる民間団体で、本部をシカゴにおき、アメリカ全土に約200の支部があります。

*13：Alzheimer's Association "10 ways to maintain your brain" 2006 より。

れる食品をとりましょう。

5 身体を動かす
　運動は脳の血液の流れをよくし、脳細胞を刺激するようです。1日に30分歩くなど、こころと身体を生き生きとさせましょう。

6 こころのジョギング
　脳を生き生きとさせるため、物事に関心をもち、脳の活力を高め、脳の細胞と細胞のつながりを強めると余力が生まれます。読む、書く、ゲームをする、新しいことを学ぶ、クロスワードパズルをするなどしてみましょう。

7 ほかの人とのつながりをもつ
　身体とこころと社会の3つの要素を組み合わせた社会的な活動は、認知症を防ぐ最もよい方法です。他人と付き合って語り合い、ボランティア活動や趣味のクラブに参加して学習するのもよいでしょう。

8 頭のけがを防ぐ
　頭のけがをしないように注意しましょう。自動車に乗ったらシートベルトをし、自転車に乗るときはヘルメットをかぶります。家の中でも転ばないように注意しましょう。

9 健康な習慣を
　不健康な習慣を避け、タバコをやめ、お酒を飲み過ぎないようにしましょう。

10 前向きに考えて、今日から始めよう
　あなたの明日を守るために、今日からできることを始めましょう。

付録

参考資料

資料1　全国もの忘れ外来 電話番号一覧
資料2　「認知症の人と家族の会」支部一覧
資料3　認知症 関連サイト
資料4　認知症 電話相談先

資料1 全国もの忘れ外来 電話番号一覧

この一覧は、筆者が編集・管理する『認知症なんでもサイト』(http://www2f.biglobe.ne.jp/~boke/boke2.htm) 内の「全国もの忘れ外来一覧」を転載したものです。

一部に、関連URLを掲載した箇所があります。このURLにアクセスすると、関係する医療機関の連絡先を調べることができます。

受診する前に、電話で診察日などを確認してください。

なおこの一覧は、掲載している医療機関を推薦するものではありませんので、ご了承ください。

(2012年7月現在)

北海道札幌市		北海道新ひだか町	
札幌医科大学付属病院	011-611-2111	石井病院	0146-42-3031
新さっぽろ脳神経外科病院	011-891-2500	北海道足寄町	
ことに・メディカル・サポート・クリニック	011-631-3101	足寄町国民健康保険病院	0156-25-2155
		青森県青森市	
セントラル女性クリニック	011-633-1131	えびな脳神経クリニック	017-735-3000
川沿脳神経外科クリニック	011-578-1117	青森県十和田市	
メンタルケア札幌	011-791-3630	十和田市立中央病院	0176-23-5121
天使病院	011-711-0101	青森県八戸市	
静和記念病院	011-611-1111	八戸市立市民病院	0178-72-5111
柏葉脳神経外科病院	011-851-2333	青森県南部町	
高橋脳神経外科病院	011-664-7111	ナンブクリニック	0179-20-6161
五輪橋病院	011-571-8221	青森県弘前市	
柏葉脳神経外科病院	011-851-2333	弘前大学医学部附属病院	0172-33-5111
五輪橋内科病院	011-571-8221	藤代健生病院	0172-36-5181
北海道砂川市		秋田県大館市	
砂川市立病院	0125-54-2131	石田脳神経外科クリニック	0186-44-6600
北海道函館市		秋田県秋田市	
亀田北病院	0138-46-4651	県立脳血管研究センター	018-833-0115
北海道登別市		市立秋田総合病院	018-823-4171
三愛病院	0143-83-1111	秋田県能代市	
北海道網走市		能代山本医師会病院	0185-58-3311
桂ヶ丘クリニック	0152-61-6161	秋田県協和町	
北海道北見市		秋田県立リハビリテーション・精神医療センター	018-892-3751
道東脳神経外科病院	0157-69-0300		
北海道石狩市		岩手県久慈市	
石狩幸惺会病院	0133-71-2855	北リアス病院	0194-53-2323
北海道小樽市		岩手県北上市	
島田脳神経外科	0134-22-4310	花北病院	0197-66-2311
北海道帯広市		宮城県仙台市	
帯広厚生病院	0155-24-4161	東北大学病院	022-717-7000
北海道旭川市		広南病院	022-248-2131
旭川圭泉会病院	0166-36-1559	桜ヶ丘クリニック	022-303-2555
北海道江別市		仙台東脳神経外科病院	022-255-7117
江別脳神経外科	011-391-3333	泉病院	022-378-5361

宮城県岩沼市			眞田クリニック	03-3755-1661
総合南東北病院	0223-23-3151		東京都豊島区	
宮城県石巻市			青葉こころのクリニック	03-5981-0566
こだまホスピタル	0225-22-5431		東京都千代田区	
宮城県山元町			東京逓信病院	03-5214-7111
宮城病院	0223-37-1131		東京都渋谷区	
山形県南陽市			田尻医院	03-3370-3827
佐藤病院	0238-40-3170		番町診療所表参道	03-5411-7228
山形県酒田市			JR東京総合病院	03-3320-2200
くろき脳神経クリニック	0234-31-7151		つのおクリニック	03-5464-5515
山形県山形市			東京都中央区	
若宮病院	023-643-8222		八重洲脳神経外科クリニック	03-6225-2082
山形県米沢市				
三友堂病院	0238-24-3700		東京都世田谷区	
米沢病院	0238-22-3210		亀井クリニック	03-3413-7077
山形県庄内町			樹のはなクリニック	03-5433-3388
庄内余目病院	0234-43-3434		桜新町アーバンクリニック	03-3429-1192
山形県天童市			岡本メモリクリニック	03-5797-4040
天童温泉篠田病院	023-653-5711		東京都港区	
福島県郡山市			アザブ循環器・内科クリニック	03-5411-0405
附属南東北医療クリニック	024-934-5432			
針生ヶ丘病院	024-932-0600		かみや町駅前クリニック	03-6450-1375
附属総合南東北病院	024-934-5322		北里大学北里研究所病院	03-3444-6161
あさかホスピタル	024-945-1701		東京都済生会中央病院	03-3451-8211
福島県福島市			せんぽ東京高輪病院	03-3443-9191
福島県立医科大学附属病院	024-547-1111		国際医療福祉大学三田病院	03-3451-8121
南東北福島病院	024-593-5100		東京都文京区	
福島県会津若松市			東京大学医学部附属病院	03-3815-5411
竹田綜合病院	0242-27-5511		順天堂大学医学部附属順天堂医院	03-3813-3111
栃木県壬生町				
獨協医科大学病院	0282-86-1111		東京医科歯科大学医学部附属病院	03-3813-6111
栃木県下野市				
自治医科大学附属病院	0285-44-2111		日本医科大学付属病院	03-3822-2131
栃木県足利市			東京都品川区	
足利赤十字病院	0284-21-0121		昭和大学病院附属東病院	03-3784-8000
栃木県那須塩原市			東京都練馬区	
国際医療福祉大学病院	0287-37-2221		大泉生協病院	03-5387-3111
東京都目黒区			東京都足立区	
東邦大学医療センター大橋病院	03-3468-1251		関原クリニック	03-5681-5381
			水野記念病院	03-3898-8080
東京都新宿区			東京都板橋区	
東京医科大学病院	03-3342-6111		東京都健康長寿医療センター	03-3964-1141
慶應義塾大学病院	03-3353-1211		メンタルクリニックいたばし	03-3961-9603
東京都大田区				
荏原病院	03-5734-8000		板橋区医師会病院	03-3975-8151

資料1 全国もの忘れ外来 電話番号一覧

田崎病院	03-3956-0864
三浦内科医院	03-5914-6178
東京武蔵野病院	03-5986-3111
東京都杉並区	
浴風会病院	03-3332-6511
菊池脳神経外科	03-3399-8100
東京都小平市	
国立精神・神経センター病院	042-341-2711
東京都西東京市	
みわ内科クリニック	042-438-7188
指田医院	042-461-1128
東京都清瀬市	
東京病院	042-491-2181
東京都町田市	
南町田病院	042-799-6161
鶴川サナトリウム病院	042-735-2222
東京都日野市	
康明会病院	042-584-5251
東京都あきる野市	
公立阿伎留医療センター	042-558-0321
東京都三鷹市	
杏林大学病院医学部附属病院	0422-47-5511
三鷹第一クリニック	0422-46-4141
東京都瑞穂町	
菜の花クリニック	042-557-7995
東京都福生市	
公立福生病院	042-551-1111
東京都八王子市	
八王子クリニック新町	042-643-1321
永生病院	042-661-4108
永生クリニック	042-661-7780
東京都立川市	
立川駅前オアシスメンタルクリニック	042-523-8639
茨城県つくば市	
筑波記念病院	029-864-1212
筑波大学附属病院	029-853-3570
茨城県小川町	
小川南病院	0299-58-1131
茨城県筑西市	
下館病院	0296-22-7558
茨城県日立市	
日立梅ヶ丘病院	0294-34-2103
永井ひたちの森病院	0294-44-8800
茨城県古河市	
古河赤十字病院	0280-23-7111
茨城県那珂市	
栗田病院	029-298-0175
千葉県松戸市	
松戸市立福祉医療センター東松戸病院	047-391-5500
旭神経内科リハビリテーション病院	047-385-5566
千葉県佐倉市	
東邦大学医療センター佐倉病院	043-462-8811
千葉県千葉市	
日下医院	043-287-6156
千葉大学医学部附属病院	043-222-7171
下総精神医療センター	043-291-1221
平山病院	043-259-4525
額田病院	043-243-9430
総泉病院	043-237-5001
幸有会記念病院	043-259-3210
千葉県船橋市	
総武病院	047-422-2171
船橋市立医療センター	047-438-3321
船橋二和病院	047-448-7111
千葉県市原市	
千葉労災病院	0436-74-1111
姉ヶ崎病院	0436-66-1161
千葉県柏市	
北柏リハビリ総合病院	04-7169-8000
名戸ヶ谷病院	04-7167-8336
千葉県津田沼市	
津田沼中央総合病院	047-476-5111
群馬県前橋市	
群馬大学医学部附属病院	027-220-7111
群馬県高崎市	
サンピエール病院	027-347-1177
群馬県伊勢崎市	
美原記念病院	0270-24-3355
群馬県吾妻町	
吾妻脳神経外科循環器科	0279-68-5211
群馬県沼田市	
沼田クリニック	0278-22-1188
群馬県群馬町	
吉原クリニック	027-360-6600

神奈川県横浜市	
あしたばメンタルクリニック	045-360-8801
横浜市立みなと赤十字病院	045-628-6100
横浜市立大学附属市民総合医療センター	045-261-5656
済生会横浜市東部病院	045-576-3000
横浜総合保健医療センター	045-475-0001
横浜医療センター	045-851-2621
上白根病院	045-951-3221
みなとみらい内科クリニック	045-641-0550
あさひの丘病院	045-951-5600
横浜ほうゆう病院	045-360-8787
神奈川県立病院機構	045-651-1229
こうまクリニック	045-846-0939
神奈川県川崎市	
聖マリアンナ医科大学病院	044-977-8111
きしろメンタルクリニック	044-930-1231
こうかんクリニック	044-366-8900
住吉診療所	044-411-8605
川崎田園都市病院	044-988-1118
神奈川県茅ヶ崎市	
大木医院	0467-52-0085
茅ヶ崎中央病院	0467-86-6530
神奈川県相模原市	
さがみリハビリテーション病院	042-773-3211
神奈川県海老名市	
海老名メディカルサポートセンター	046-234-6529
神奈川県鎌倉市	
額田記念病院	0467-25-1231
神奈川県秦野市	
秦野病院	0463-75-0032
秦野厚生病院	0463-77-1108
神奈川県藤沢市	
かわしま神経内科クリニック	0466-55-1358
藤沢病院	0466-23-2343
湘南ホスピタル	0466-33-5111
藤沢本町ファミリークリニック	0466-80-5815
神奈川県伊勢崎市	
東内科医院	0463-93-1311
神奈川県厚木市	
湘南厚木病院	046-223-3636

神奈川県横須賀市	
久里浜アルコール症センター	046-848-1550
埼玉県さいたま市	
しのざき脳神経外科・産婦人科クリニック	048-887-1881
まつもと内科・神経内科クリニック	048-844-8377
埼玉精神神経センター	048-857-6811
ねぎし内科・神経内科クリニック	048-831-9751
埼玉県久喜市	
久喜すずのき病院	0480-23-6540
埼玉県深谷市	
深谷赤十字病院	048-571-1511
埼玉県春日部市	
武里病院	048-733-5111
埼玉県本庄市	
本間内科皮膚科クリニック	0495-27-6360
埼玉県蕨市	
ふたばクリニック	048-430-0562
埼玉県飯能市	
飯能老年センター	042-974-2500
埼玉県越谷市	
順天堂越谷病院	048-975-0321
慶和病院	048-978-0033
埼玉県所沢市	
平沢記念病院	04-2947-2466
埼玉県上尾市	
上尾中央総合病院	048-773-1111
埼玉県毛呂山町	
埼玉医科大学病院	049-276-1111
埼玉県川越市	
皆川医院	049-227-0330
長野県松本市	
信州大学医学部附属病院	0263-35-4600
中信松本病院	0263-58-3121
長野県長野市	
栗田病院	026-226-1311
長野県上田市	
安藤病院	0268-22-2580
長野県須坂市	
長野県立須坂病院	026-245-1650
長野県佐久市	
浅間総合病院	0267-67-2295

資料1 全国もの忘れ外来 電話番号一覧

岐阜県垂井町	
博愛会病院	0584-23-1251
岐阜県各務原市	
東海中央病院	058-382-3101
岐阜県恵那市	
市立恵那病院	0573-26-2121
岐阜県美濃加茂市	
木沢記念病院	0574-25-2181
岐阜健康管理センター	0574-25-2982
岐阜県岐阜市	
平林クリニック	058-274-9600
山田メディカルクリニック	058-265-1411
愛知県豊田市	
トヨタ記念病院	0565-28-0100
豊田厚生病院	0565-43-5000
足助病院	0565-62-1211
愛知県大府市	
長寿医療センター	0562-46-2311
愛知県名古屋市	
北病院	052-915-2301
守山荘病院	052-791-2133
メドック健康クリニック	052-752-1135
松蔭病院	052-352-3251
守山市民病院	052-791-2121
生協わかばの里診療所	052-914-4133
名古屋フォレストクリニック	052-624-4010
熊沢医院	052-671-1480
あいせい紀年病院	052-821-7701
診療センターレクリニック	052-882-1048
県立城山病院	052-763-1511
清里記念クリニック	052-506-0222
かなめ病院	052-619-5320
八事病院	052-832-2111
愛知県安城市	
八千代病院	0566-97-8111
愛知県豊川市	
豊川市民病院	0533-86-1111
こじま内科クリニック	0533-87-0088
愛知県豊明市	
藤田保健衛生大学病院	0562-93-2111
愛知県岡崎市	
高木外科内科医院	0564-66-0008
岡崎市医師会公衆衛生センター	0564-52-1572
おの医院	0564-28-8888
愛知県碧南市	
小林記念病院	0566-41-0004
愛知県豊橋市	
福祉村病院	0532-46-7511
愛知県一宮市	
いまいせ心療センター	0586-45-2531
愛知県刈谷市	
刈谷豊田総合病院	0566-21-2450
愛知県弥富市	
海南病院	0567-65-2511
愛知県瀬戸市	
公立陶生病院	0561-82-5101
愛知県春日井市	
高蔵寺駅前クリニック	0568-53-6565
愛知県みよし市	
みすクリニック	0561-34-7511
宇田ファミリークリニック	0561-35-1311
愛知県長久手町	
長久手南クリニック	0561-64-5667
三重県津市	
七栗サナトリウム	059-252-1555
三重県伊勢市	
いせ山川クリニック	0596-31-0031
三重県松阪市	
松阪厚生病院	0598-29-1311
三重県志摩市	
志摩病院	0599-43-0501
三重県東員町	
東員病院・認知症疾患医療センター	0594-76-2345
三重県四日市市	
小山田記念温泉病院	059-328-1260
山中胃腸科病院	059-345-0511
市立四日市病院	059-354-1111
静岡県浜松市	
遠江病院	035-588-1880
三方原病院	053-448-0622
神経科浜松病院	053-454-5361
白鳥内科医院	053-427-0007
金子クリニック	053-476-7781
天竜病院	053-583-3111
遠州病院	053-453-1111
浜松医療センター	053-453-7111
静岡県沼津市	
沼津リハビリテーション病院	055-931-1911

静岡県焼津市			石川県野々市町	
岡本石井病院	054-627-5585		金沢脳神経外科病院	076-246-5600
甲賀病院	054-628-5500		石川県加賀市	
静岡県熱海市			石川病院	0761-74-0700
国際医療福祉大学熱海病院	0557-81-9171		福井県敦賀市	
静岡県静岡市			猪原病院	0770-22-3558
静岡てんかん神経医療センター	054-245-5446		福井県小浜市	
			公立小浜病院	0770-52-0990
静岡県掛川市			福井県福井市	
掛川市立総合病院	0537-22-6211		福井県済生会病院	0776-23-1111
新潟県長岡市			福井総合クリニック	0776-21-1300
長岡西病院	0258-27-8500		滋賀県大津市	
新潟県新潟市			つかだ内科クリニック	077-522-8177
新潟大学医歯学総合病院	025-223-6161		滋賀県守山市	
新潟リハビリテーション病院	025-388-2111		滋賀県立成人病センター	077-582-5031
みどり病院	025-244-0080		藤本クリニック	077-582-6032
新潟県柏崎市			滋賀県近江八幡市	
柏崎中央病院	0257-23-6254		ヴォーリズ記念病院	0748-32-5211
新潟県南魚沼市			滋賀県彦根市	
二日町診療所	025-778-0088		山崎病院	0749-23-1800
ゆきぐに大和病院	025-777-2111		京都府宇治市	
新潟県阿賀町			宇治おうばく病院	0774-32-8111
町営診療所みかわ	0254-99-5155		京都府立洛南病院	0774-32-5900
新潟県上越市			宇治川病院	0774-22-1335
高田西城病院	025-523-2139		京都府京都市	
新潟県三条市			北病院	075-495-6650
三条東病院	0256-38-1133		音羽病院	075-593-4111
富山県高岡市			京都大学医学部附属病院	075-751-3111
川田クリニック	0766-20-7880		京都府立医科大学附属病院	075-251-5111
富山県富山市			久野病院	075-541-3136
富山大学附属病院	076-434-2281		金井病院	075-631-1215
三輪病院	076-428-1234		うずまさ診療所	075-863-6152
富山協立病院	076-433-1077		北山病院	075-791-1177
富山県滑川市			蘇生会総合病院	075-621-3101
滑川病院	076-475-1000		宇多野病院	075-461-5121
石川県小松市			京都市伏見医師会もの忘れ外来取り扱い医療機関一覧	
やわたメディカルセンター	0761-47-1212			
石川県南砺市			京都府京田辺市	
南砺市民病院	0763-82-1475		田辺病院	0774-62-0817
石川県金沢市			京都府南丹市	
金沢大学付属病院	076-265-2000		明治国際医療大学附属病院	0771-72-1221
南ヶ丘病院	076-298-3366		大阪府大阪市	
金沢医療センター	076-262-4161		大阪市立大学医学部附属病院	06-6645-2121
石川県小松市				
粟津神経サナトリウム	0761-44-2545		今川クリニック	06-6442-9780

資料1 全国もの忘れ外来 電話番号一覧

分野病院	06-6351-0002
くぼりクリニック	06-4701-5001
のざと診療所	06-4808-8151
なかつ神経内科クリニック	06-6372-1236
大阪府高槻市	
光愛病院	072-696-2881
富田町病院	072-696-7754
高槻病院	072-681-3801
新阿武山病院	072-693-1881
大阪府守口市	
関西医科大学附属滝井病院	06-6992-1001
松下記念病院	06-6992-1231
大阪府大東市	
野崎徳洲会病院	072-874-1641
大阪府東大阪市	
もり内科クリニック	06-6723-0980
大阪府泉南市	
白井病院	072-482-2011
大阪府吹田市	
大阪市立弘済院附属病院	06-6871-8013
真野内科クリニック	06-6193-0011
おかもと内科・脳神経クリニック	06-6831-3916
大阪大学医学部附属病院	06-6879-5111
相川有床診療所	06-6382-6770
大阪府堺市	
阪南病院	072-278-0381
耳原鳳クリニック	072-275-0801
耳原鳳病院	072-275-0801
大阪府茨木市	
藍野病院	072-627-7611
大阪府貝塚市	
水間病院	072-4461102
大阪府松原市	
岩田記念診療所	072-333-1801
うえだクリニック	072-337-9000
大阪府島本町	
水無瀬病院	075-962-5151
大阪府岸和田市	
渡辺病院	072-426-3456
大阪府枚方市	
津田病院	072-858-8259
東香里病院	072-853-0501
和歌山県岩出市	
よしだクリニック	0736-69-5404
和歌山県橋本市	
みどりクリニック	0736-34-2811
和歌山県かつらぎ町	
和歌山県立医科大学附属病院紀北分院	0736-22-0066
和歌山県和歌山市	
河西田村病院	073-455-1015
兵庫県加古川市	
加古川西市民病院	079-432-3531
はりまクリニック	079-420-1900
兵庫県神戸市	
宮地病院	078-451-1221
神戸大学医学部付属病院	078-382-5111
白鷺サナトリューム	078-965-1203
兵庫県宝塚市	
宝塚第一病院	0797-84-8811
兵庫県尼崎市	
田島診療所	06-6411-0600
小川医院	06-6416-7789
西武庫病院	06-6431-0015
兵庫県豊岡市	
公立豊岡病院	0796-22-6111
兵庫県たつの市	
揖保川病院	0791-72-3050
兵庫県三木市	
三木市民病院	0794-83-5000
兵庫県明石市	
明石病院	078-923-0877
兵庫県洲本市	
県立淡路病院	0799-22-1200
兵庫県姫路市	
若林医院	079-297-7737
奈良県香芝市	
東朋香芝病院	0745-76-0251
奈良県奈良市	
つづき脳神経外科クリニック	0742-52-8554
奈良医療センター	0742-45-4591
奈良県御所市	
秋津鴻池病院	0745-64-2069
済生会御所病院	0745-62-3585
奈良県大和郡山市	
かきざきクリニック	0743-59-6102
奈良県生駒市	
阪奈中央病院	0743-74-8660

奈良県五條市	
五條病院	0747-22-1112
奈良県平群町	
たなかクリニック	0745-45-1916
岡山県岡山市	
岡山大学病院	086-223-7151
プライマリ・ケアセンター伊島	086-214-5678
中津クリニック	086-245-3773
河田病院	086-252-1231
慈圭病院	086-262-1191
けやき通りメンタルクリニック	086-272-8570
岡山県倉敷市	
倉敷平成病院	086-427-1111
川崎医科大学附属病院	086-462-1111
しげい病院	086-422-3655
岡山県笠岡市	
きのこエスポアール病院	0865-63-0727
岡山県津山市	
希望ヶ丘ホスピタル	0868-22-3158
広島県大竹市	
メープルヒル病院	0827-57-7451
広島県黒瀬町	
賀茂精神医療センター	0823-82-3000
広島県東広島市	
賀茂精神医療センター	0823-82-3000
下山記念クリニック	082-424-1121
宗近病院	082-423-2726
広島県広島市	
はだ脳神経脳神経外科	082-841-4770
広島赤十字・原爆病院	082-241-3111
草津病院	082-277-1001
吉島病院	082-241-2167
いでした内科・神経内科クリニック	082-845-0211
井口クリニック	082-532-5099
広島県府中町	
マツダ病院	082-565-5000
広島県三原市	
三原病院	0848-63-8877
鳥取県南部町	
南部町国民健康保険西伯病院	0859-66-2211
鳥取県米子市	
鳥取大学医学部附属病院	0859-33-1111

鳥取県智頭町	
国民健康保険智頭病院	0858-75-3211
鳥取県鳥取市	
ウェルフェア北園渡辺病院	0857-27-1151
鳥取県倉吉市	
倉吉病院	0858-26-1012
島根県出雲市	
島根大学医学部附属病院	0853-23-2111
あいあいクリニック	0853-22-0022
島根県松江市	
松江記念病院	0852-27-8111
島根県安来市	
安来第一病院	0854-22-3411
島根県南部町	
西伯病院	0859-66-2211
山口県宇部市	
山口大学医学部附属病院	0836-22-2111
宇部リハビリテーション病院	0836-51-3111
宇部協立病院	0836-33-6111
山口県防府市	
木村脳神経・外科内科	0835-21-5533
山口県岩国市	
いしい記念病院	0827-41-0114
山口県下関市	
梶田病院	083-251-2121
山口県山口市	
あんの循環器内科	083-924-1151
高知県高知市	
いずみの病院	088-826-5511
菜の花診療所	088-825-1622
内田脳神経外科	088-843-1002
三愛病院	088-845-5291
高知脳神経外科病院	088-840-3535
徳島県徳島市	
徳島県立中央病院	088-631-7151
もりの医院	088-625-1488
城西病院	088-631-0181
徳島県吉野川市	
徳島病院	0883-24-2161
徳島県三好市	
三野田中病院	0883-77-2300
徳島県牟岐町	
県立海部病院	0884-72-1166
香川県丸亀市	
県立丸亀病院	0877-22-2131

資料1 全国もの忘れ外来 電話番号一覧

香川県さぬき市	
さぬき市民病院	0879-43-2521
香川県高松市	
西高松脳外科・内科クリニック	087-832-8811
いわき病院	087-879-3533
こくぶ脳外科・内科クリニック	087-875-2255
おさか脳神経外科病院	087-886-3300
香川県三豊市	
西香川病院	0875-72-5121
愛媛県今治市	
アキクリニック	0898-32-4886
放射線第一病院	0898-23-3358
愛媛県松山市	
藤原胃腸科	089-925-1313
愛媛県四国中央市	
松風病院	0896-74-2001
大分県由布市	
大分大学医学部附属病院	097-549-4411
大分県大分市	
大分中村病院	097-536-5050
井野辺病院	097-586-5522
えとう内科病院	097-597-6150
大分県別府市	
鶴見病院	0977-23-7111
福岡県福岡市	
原土井病院	092-691-3881
油山病院	092-871-2261
原三信病院	092-291-3434
ものわすれメンタルクリニック	092-534-5151
白十字病院	092-891-2511
光の庭メンタルクリニック	092-292-8336
福岡山王病院	092-832-1100
田北メモリーメンタルクリニック	092-832-6025
今津赤十字病院	092-806-2111
九州大学病院	092-641-1151
長尾病院	092-541-2035
福岡大学病院	092-801-1011
福岡県北九州市	
三原デイケア＋クリニックりぼんりぼん	093-513-2565
八幡厚生病院	093-691-3344
新門司病院	093-481-1368
西野病院	093-653-2122
後藤外科胃腸科医院	093-692-5100
小倉医療センター	093-921-8881
福岡県みやま市	
ヨコクラ病院	0944-22-5811
福岡県宗像市	
宗像病院	0940-36-2734
福岡県古賀市	
福岡聖恵病院	092-942-6181
福岡東医療センター	092-943-2331
福岡県筑紫野市	
牧病院	092-922-2853
福岡県飯塚市	
飯塚病院	0948-22-3800
柴田みえこ内科・神経内科クリニック	0948-21-0011
福岡県朝倉市	
朝倉診療所	0946-52-1131
福岡県田川市	
見立病院	0947-44-0924
福岡県久留米市	
久留米大学病院	0942-35-3311
田主丸中央病院	0943-72-2460
福岡県朝倉市	
朝倉診療所	0946-52-1131
福岡県大牟田市	
大牟田市立病院	0944-53-1061
福岡県筑前町	
朝倉記念病院	0946-22-1011
福岡県須恵町	
水戸病院	092-935-3755
福岡県粕屋町	
福岡青洲会病院	092-939-0010
福岡県大川市	
高木病院	0944-87-0001
熊本県熊本市	
みつぐまち診療所	096-323-6123
弓削病院	096-338-3838
くまもと悠心病院	096-389-1882
熊本県山鹿市	
山鹿中央病院	0968-43-6611
熊本県合志市	
菊池病院	096-248-2111

熊本県菊池市	
菊池中央病院	0968-25-3141
熊本県城南町	
城南病院	0964-28-2555
佐賀県鳥栖市	
今村病院	0942-82-5550
松岡病院	0942-83-4606
佐賀県小城市	
ひろおか内科・神経内科クリニック	0952-73-8022
佐賀県千代田町	
古賀内科	0952-44-2311
佐賀県唐津市	
河畔病院	0955-77-2611
虹と海のホスピタル	0955-77-5120
佐賀県佐賀市	
佐賀県立病院好生館	0952-24-2171
おそえがわ脳神経内科	0952-31-8181
佐賀大学医学部附属病院	0952-31-6511
宮崎県都城市	
豊栄クリニック	0986-39-2525
宮崎県国富町	
けいめい記念病院	0985-75-7007
鹿児島県鹿児島市	
パールランド病院	099-238-0301
南風病院	099-226-9111
桜花心療クリニック	099-213-1020
いいだクリニック	099-222-1729
厚地脳神経外科病院	099-226-1231
鹿児島徳洲会病院	099-250-1110
鹿児島県志布志市	
藤後クリニック	099-472-1237
鹿児島県姶良市	
大井病院	0995-63-2291
鹿児島県奄美市	
大島郡医師会病院	0997-54-8111
長崎県長崎市	
清原龍内科	095-813-0005
新クリニック	095-848-7867
長崎大学病院	095-819-7200
長崎県佐世保市	
燿光リハビリテーション病院	0956-25-3210
佐世保中央病院	0956-33-7151
長崎県大村市	
中澤病院	0957-53-5072

長崎県時津町	
長崎北病院	095-886-8700
沖縄県那覇市	
八重洲クリニック	098-861-8618
沖縄リハビリテーションセンター病院	098-982-1777
沖縄中央病院	098-938-3188
沖縄県うるま市	
いずみ病院	098-972-7788
沖縄県与那原町	
与那原中央病院	098-945-8101

資料2 「認知症の人と家族の会」支部 一覧

● 北海道
〒060-0002　札幌市中央区北2条西7丁目かでる2.7 4階
電話／FAX：011-204-6006
相談日：毎週月～金曜日　10:00～15:00

● 青森
〒031-0841　八戸市鮫町字居合1-3
電話：0178-35-0930／FAX：0178-34-0651
相談日：毎週水・金曜日　13:00～15:00
相談電話：0178-34-5320

● 岩手
〒024-0072　北上市北鬼柳22-46
電話：0197-61-5070／FAX：0197-61-0808
相談日：毎週月～金曜日　9:00～17:00
相談電話：0192-25-1616

● 宮城
〒980-0014　仙台市青葉区本町3-7-4 宮城県社会福祉会館2階
電話／FAX：022-263-5091
相談日：毎週月～金曜日　9:00～16:00

● 秋田
〒010-0921　秋田市大町2-2-11 イーホテルショッピングモール1階
　　　　　　秋田晶屓（びいき）内
電話／FAX：018-866-0391

● 山形
〒990-0021　山形市小白川町二丁目3-31（山形県総合社会福祉センター3階）
電話／FAX：023-687-0387
相談日：毎週月・金曜日 13:00～16:00

● 福島
〒960-8141　福島市渡利字渡利町9-6
電話／FAX：024-521-4664

● 茨城
〒300-3257　つくば市筑穂1-10-4 大穂庁舎内
電話／FAX：029-879-0808
相談日：祝日を除く毎週月～金曜日　12:00～16:00

- 栃木

　〒321-3235　宇都宮市鐺山町894-6
　電話／FAX：028-667-6711

- 群馬

　〒370-3513　高崎市北原67-4
　電話：027-360-6421　／FAX：027-360-6422
　相談日：毎週月～土曜日　9:00～17:00

- 埼玉

　〒331-0823　さいたま市北区日進町1-709 埼玉県たばこ会館1階
　電話：048-667-5553　／FAX：048-667-5953
　相談日：毎週月・火・金曜日　10:00～15:00

- 千葉

　〒260-0026　千葉市中央区千葉港4-3 千葉県社会福祉センター3階
　電話／FAX：043-204-8256
　（事務局開設：毎週月・火・木曜日　13:00～16:00）
　相談日：毎週月・火・木・土曜日　10:00～16:00
　相談電話：043-238-7731　／FAX：043-238-7732

- 東京

　〒160-0003　新宿区本塩町8-2 住友生命四谷ビル
　電話／FAX：03-5367-8853
　（事務局開設：毎週火・金曜日　10:00～15:00）
　相談日：毎週火・金曜日　10:00～15:00
　相談電話：03-5367-2339

- 神奈川

　〒212-0016　川崎市幸区南幸町1-31 グレース川崎203号
　電話／FAX：044-522-6801
　相談日：毎週月・水曜日（事務局開設：毎週月・水曜日 10:00～16:00）
　川崎市相談日：毎週月・水曜日　10:00～20:00、土曜日　～16:00
　相談電話：044-543-6078
　横浜市相談日：毎週火・木・金曜日　10:00～16:00
　相談電話：045-662-7833

- 山梨

　〒400-0867　甲府市青沼3-14-12
　電話／FAX：055-227-6040

資料2 「認知症の人と家族の会」支部 一覧

● 新潟
〒941-0006　糸魚川市竹ヶ花45 金子裕美子方
電話／FAX：025-550-6640

● 富山
〒930-0093　富山市内幸町3-23 菅谷ビル4階
電話／FAX：076-441-8998
相談日：毎週月・木曜日　13:30～15:30
相談電話：076-441-0541（夜間相談電話：毎日20:00～23:00）

● 石川
〒920-0017　金沢市諸江町下丁288
電話：076-237-7479／FAX：076-237-2889

● 長野
〒399-2602　飯田市下久堅下虎岩780-2 関靖方
電話／FAX：0265-29-7799
相談日：毎週月～金曜日　9:00～12:00

● 福井
〒917-0093　小浜市水取3-1-16
電話／FAX：0770-53-3380

● 静岡
〒416-0909　富士市松岡912-2
電話：0545-63-3130／FAX：0545-62-9390
相談日：毎週土曜日　10:00～15:00　相談電話：0545-64-9042

● 愛知
〒477-0034　東海市養父町北堀畑58-1
電話：0562-33-7048／FAX：0562-33-7102
相談日：毎週月～金曜日　10:00～16:00　相談電話：0562-31-1911

● 岐阜
〒509-0107　各務原市各務船山町3-73-2
電話／FAX：058-370-6267

● 三重
〒513-0806　三重県鈴鹿市算所5-3-38-B-1
電話／FAX：059-370-4620

- 滋賀

　〒525-0072　草津市笠山 7-8-138 滋賀県立長寿社会福祉センター内
　電話／FAX：077-567-4565
　相談日：毎週月・水・金曜日　10:00〜15:00　相談電話：0120-294-473

- 京都

　〒602-8143　京都市上京区堀川丸太町下ル 京都社会福祉会館内 2 階
　電話：075-811-8399 ／ FAX：075-811-8188

- 大阪

　〒545-0041　大阪市阿倍野区共立通 1-1-9
　電話／FAX：06-6626-4936
　相談日：毎週月・水・金曜日　11:00〜15:00

- 奈良

　〒631-0045　奈良市千代ケ丘 2-3-1
　電話／FAX：0742-41-1026
　(事務局開設：毎週火・金曜日　10:00〜15:00、土曜日　12:00〜15:00)

- 和歌山

　〒641-0042　和歌山市新堀東 2-2-2 ほっと生活館しんぼり内
　電話：073-432-7660 ／ FAX：073-432-7593
　相談日：毎週月〜土曜日　10:00〜15:00

- 兵庫

　〒651-1102　神戸市北区山田町下谷上字中一里山 14-1 しあわせの村内
　電話／FAX：078-741-7707
　相談日：毎週月・木曜日　10:00〜17:00

- 岡山

　〒700-0807　岡山市北区南方2-13-1 県総合福祉・ボランティア・NPO会館
　電話：086-232-6627 ／ FAX：086-232-6628
　相談日：毎週月〜金曜日　10:00〜15:00

- 広島

　〒730-0821　広島市中区吉島町 1-6
　電話：082-240-5605 ／ FAX：082-249-3282
　(事務局開設：毎週月・水曜日　10:00〜16:00)
　相談日：毎月第 1・3 金曜日　14:00〜16:00
　相談電話：082-254-3434

資料2 「認知症の人と家族の会」支部 一覧

● 山口
〒751-0846　下関市垢田町5丁目18-1（篠原方）
電話：083-252-0035 ／ FAX：083-252-4533
相談電話：090-7779-7738

● 鳥取
〒683-0811　米子市錦町2-235
電話：0859-37-6611 ／ FAX：0859-30-2980
相談日：毎週月〜金曜日　10:00〜18:00

● 島根
〒693-0001　出雲市今市町1213 出雲保健センター内
電話：0853-25-0717 ／ FAX：0853-31-8717
（事務局開設：毎週月・水・金曜日　13:00〜16:30）

● 徳島
〒770-0932　徳島市仲之町2丁目35番西川内科ビル3階
電話：088-678-8020 ／ FAX：088-678-8110

● 愛媛
〒790-0843　松山市道後町2-11-14
電話：089-923-3760 ／ FAX：089-926-7825
相談日：毎週月・水・金曜日　9:00〜16:00

● 高知
〒780-0870　高知市本町4-1-37 高知県社会福祉センター内
（事務局電話：088-821-2694 ／ FAX：088-821-2694）
相談日：毎週月〜金曜日　10:00〜16:00
相談電話：088-821-2818 ／ FAX：088-821-2818

● 香川
〒760-0036　高松市城東町1-1-46
電話：087-823-3590 ／ FAX：087-844-8530

● 福岡
〒810-0062　福岡市中央区荒戸3-3-39 福岡市市民福祉プラザ団体連絡室
電話／FAX：092-771-8595
（事務局開設：第3火曜日を除く毎週火・木・金曜日　10:30〜15:30）

● 佐賀
〒 840-0801　佐賀市駅前中央 1-9-45 三井生命ビル 4 階
電話：0952-29-1933 ／ FAX：0952-23-5218

● 長崎
〒 852-8104　長崎市茂里町 3-24 長崎県総合福祉センター県棟 4 階
電話／ FAX：095-842-3590
相談日：毎週火・金曜日　10:00 〜 16:00

● 熊本
〒 861-4125　熊本市奥古閑町 4375-1
電話：096-223-0825 ／ FAX：096-223-2329
（事務局開設：毎週月〜金曜日 9:00 〜 17:00）
相談日：水曜日を除く毎日　9:00 〜 18:00
相談電話／ FAX：096-355-1755

● 大分
〒 870-0161　大分市明野東 3-4-1 大分県社会福祉介護研修センター内
電話／ FAX：097-552-6897
（事務局開設：毎週火〜金曜日　10:00 〜 15:00）

● 宮崎
〒 880-0806　宮崎市広島 1-14-17
電話／ FAX：0985-22-3803

● 鹿児島
〒 890-8517　鹿児島市鴨池新町 1-7 鹿児島県社会福祉センター 2 階
電話／ FAX：099-257-3887
相談日：毎週火・水・金曜日　10:00 〜 16:00

※沖縄県には、支部がありません（2012 年 7 月現在）。

資料3 認知症 関連サイト

認知症なんでもサイト
http://www2f.biglobe.ne.jp/~boke/boke2.htm

本書の著者・三宅貴夫先生が編集・管理するサイト。認知症に関連した国内外の最新情報が多数掲載されています。認知症に関するさまざまな用語を解説した「認知症辞典」も便利。

認知症を知るホームページ
http://www.e-65.net/

「認知症の基礎知識」「早期発見のポイント」など、認知症の人や家族が知りたい情報を、わかりやすく掲載。医療機関・介護相談先も検索できます。

介護110番
http://www.kaigo110.co.jp/

「探す／調べる／相談する」ことができる介護・福祉の情報サイト。急なトラブルに役立つ、家族のための「緊急相談室」もあります。

MY介護の広場
http://www/my-kaigo.com/pub/index.html

介護従事者・一般法人向けページなど、対象者別で使いやすい介護総合情報サイト。掲示板「介護の悩みQ&A」では、投稿すると他会員などからアドバイスがもらえます。

けあコミュニティ
http://care.toshiba.co.jp/care/

東芝が運営する高齢者介護の総合情報サイト。「介護用品の選び方」「介護とお金」「介護保険の住宅改修」「マンガ介護レッスン」など、初心者向けの情報が充実しています。

認知症きらきらネット
https://kirakira-care.net/news/

最新介護ニュースやセミナーなどのイベント情報も満載。「介護用品ストア」では、介護用品を買うこともできます。

認知症ねっと
http://www.chihou.net/

認知症について考える総合コミュニティサイト。認知症の基礎知識や、介護ニュース、介護コラム、介護施設の事例などを掲載しています。

認知症ラボ
http://dementia.or.jp/

認知症ラボによって運営されている会員制サイトで、無料コンテンツも充実。「認知症関連ブログ」の更新記事がリストアップされています。

認知症フォーラム.com
http://www.ninchisho-forum.com/

認知症の予防、介護、医療について、動画を用いてわかりやすく解説しています。

認知症の人と家族の会
http://www.alzheimer.or.jp/

認知症の人と家族の会（旧・呆け老人をかかえる家族の会）による情報提供サイト。全国の支部の活動や、各地のつどいの予定などをみることができます。

認知症予防財団
http://www.mainichi.co.jp/ninchishou/

認知症予防財団のサイト。「予防の10か条」「介護の10か条」など、ポイントを押さえたわかりやすい情報を掲載しています。

若年認知症サポートセンター
http://www5.ocn.ne.jp/~star2003/sc/

若年認知症サポートセンターの活動を紹介したサイト。若年期認知症に関する情報、相談先、地域の家族会の連絡先、イベント情報などを紹介しています。

（2012年7月現在）

資料4 認知症 電話相談先

家族の会 認知症の電話相談
電話：0120-294-456

相談日：毎週月〜金曜日（祝日を除く） 10:00〜15:00
「社団法人 認知症の人と家族の会」が行い、研修を受けた介護経験者が対応。

認知症110番
電話：0120-654-874

相談日：毎週月・木曜日（祝日を除く） 10:00〜15:00
「認知症予防財団」と毎日新聞社が行い、医療ソーシャルワーカー、看護師らが対応。

介護支え合い電話相談
電話：0120-070-608

相談日：毎週月〜金曜日（祝日を除く） 10:00〜15:00
「社会福祉法人 浴風会」が行い、登録市民ボランティア相談員が対応。

若年性認知症コールセンター
電話：0800-100-2707

相談日：毎週月〜土曜日（祝日を除く）10:00〜15:00
「認知症介護研究・研修大府センター」が行い、専門的教育を受けた相談員が対応。

※上記は、全国を対象とした電話相談です。
※「認知症の人と家族の会」の各支部でも電話相談を行っています（182〜187ページ参照）。
※各地域の地域包括支援センター、精神保健福祉センター、保健所、高齢者総合相談センター、在宅介護支援センターなどでも、相談を受けつけているところがあります。
※全国都道府県で「認知症コールセンター」を行っているところもあります。

三宅 貴夫（みやけ・よしお）

老年科医、公益社団法人認知症の人と家族の会顧問、社団法人京都保健会盛林診療所元所長

1945（昭和20）年、岡山県生まれ。1971（昭和46）年、京都大学医学部卒業。船医、厚生省（現：厚生労働省）医系技官、京都府庁医系技官、公立病院院長、老人保健施設副施設長などを経験し、2002（平成14）年より盛林診療所所長。
1980（昭和55）年、「呆け老人をかかえる家族の会（現：認知症の人と家族の会）」の発足に尽力。
2004（平成16）年、日本で開催された「国際アルツハイマー病協会第20回国際会議・京都・2004」では事務局長を務める。
2008（平成20）年、妻が辺縁系脳炎のよる認知症になり、診療を辞め在宅介護に専念する。
日本老年医学会、日本老年社会科学会、高齢者虐待防止学会、国際老年精神医学会など会員。
著書に『老いの心を知る』（保健同人社）、『老人医療のすすめ』（南山堂）、『「ぼけ」なんでも読本』（クリエイツかもがわ）、『介護のための老人医療入門』（南山堂）、『いまさら聞けない高齢者の医学常識』（日総研出版）、『キーワードブック医療と医学』（クリエイツかもがわ）など。
認知症のエキスパートとして、「認知症なんでもサイト」（http://www2f.biglobe.ne.jp/~boke/boke2.htm）を編集・管理し、日々、情報発信に努める。

認知症の人への対応がよくわかるQ&Aブック
認知症なんでも相談室

2009年3月10日　第1版第1刷発行
2013年11月20日　第1版第6刷発行

著者	三宅貴夫
協力	公益社団法人 認知症の人と家族の会・東京都支部
発行者	林　諄
発行所	株式会社 日本医療企画

〒101-0033　東京都千代田区神田岩本町4-14 神田平成ビル
TEL 03-3256-2861（代）
http://www.jmp.co.jp

印刷所　図書印刷株式会社

©Yoshio Miyake 2009, Printed in Japan

ISBN978-4-89041-824-4　　　　　　定価はカバーに表示しています